바쁜 사람은
단순하게 운동합니다

바쁜 사람은
단순하게 운동합니다

여유도 체력도 없는
당신을 위한 하루 10분
생존 운동의 정석

박정은 지음

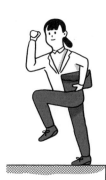
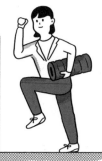
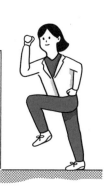

whale 🐋 books

바쁜 일상에서도 내 몸이 내 편이기를

잠은 잤는데 피로는 가시지 않는다. 커피 한 잔으로 아침을 대신하고, 정신없이 일하다 보니 오전이 지났다. 점심은 살기 위해 먹는다. 많이 먹었더니 더부룩하다. 배가 아픈 것 같기도 하다. 이리저리 치이다 보니 퇴근 시간이 다가온다. 아니다 야근이다. 점점 몸이 안 좋아지는 것 같다. 아픈 곳이 많아진다. 운동을 하긴 해야겠는데 할 시간이 있을지 모르겠다. 친구는 아침에 조깅을 한다는데 어디서 그런 체력이 나오는지 모르겠다. 나도 운동할 수 있을까?

이 책은 열심히 살아서 운동할 기력이 없는 사람을 위해서 썼다. 기력이 없는 건 맞는데 잘 살고 있는지는 모르겠다는 사람들을 위한 책이기도 하다. 높은 목표를 가지고 달리는 사람이든, 어제와 같은 오늘을 바라는 사람이든 간에 몸 하나로 버티는 것은 마찬가지이다. 0은 평안한 상태이고 10은 비명이 나오는 아픔이라고 할 때, 매일을 7, 8의 범위로 살아가는 사람이 있다.

피로와 과로는 일상이다. 언젠가 몸이 망가질 것이라고 예상하며 하루를 버텨내고 있다. 그저 열심히 살았는데 남은 것은 병원비와 약값뿐이다. 이 사람의 몸은 못쓰게 된 것일까? 고쳐 쓸 수 없을까? 이번 생은 망했고 다시 태어나야 할까? 모두 아니다. 이 책에는 당신의 몸이 망하지 않았다는 충분한 근거가 담겨 있다.

1장에서는 이번 생은 글렀다고 생각하는 사람을 위한 질문과 답을 적었다. '내 몸 꽤 괜찮은데?'라고 생각할 수 있는 이유에서 시작해 운동을 삶에 가까이하는 데 도움이 될 만한 내용을 담았다. 1장에서 보통 사람의 가능성을 확인했다면 2장에서는 스트레스를 조절하는 방법을 다루고, 보통 사람의 가능성을 실현하기 위해 가장 먼저 필요한 휴식과 회복을 이야기한다. 3장에서는 어떻게 해야 몸을 내 편으로 만들 수 있는지, 몸을 잘 쓰기 위해서 알아둬야 할 지식을 넣었다. 4장에서는 운동하는 사람이 된다면 궁금할 것들에 대한 대답을 담았다. 그리고 5장에서는 바른 호흡 방법, 바른 자세를 취하는 방법, 몸에 맞는 스쿼트를 말한다. 운동 책에 나와 있는 운동이 고작 세 개뿐이라니 운동책이 맞나 싶겠지만 생각해 보면 우리는 하루 중 대부분 시간을 이 세 가지를 하며 보낸다.

이 운동들의 질을 향상하면 양은 저절로 따라온다. 그리고 여러 운동을 알려줘도 전부 하지 않는다는 것을 알고 있다. 책에서 다루는 움직임들은 어떤 운동과 만나든 시너지를 낼 수 있다. 일상과 볼을 맞대고 있는 동작을 잘하자. 여기서 시작해서 더 많은, 복잡한 움직임을 해내면 된다.

어떤 몸을 가지든 몸에서 시작되는 확실한 행복이 당신의 하루에 있기를 바란다. 운동과 얼마나 친하든, 척을 겼든 간에 움직이며 살기를 바라는 마음으로 하루 중 선물이 될 수 있는 운동을 담았다. 고단함이 쌓이고 쌓여 어깨에 얹은 하루가 너무 버거워지기 전에 당신의 몸이 가진 가능성을 찾을 수 있길 바라며 글을 썼다. 이 책을 읽고 '생각보다 나의 몸이 괜찮네, 해볼 수 있겠다' 같은 마음이 들기를 바란다. 책을 다 읽었을 때는 당신의 몸이 믿어 의심치 않는 내 편일 수 있기를.

차례

1장

오늘내일하는 오늘

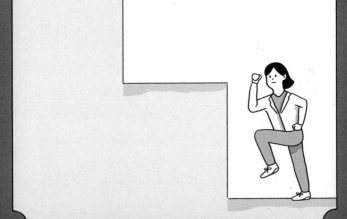

태권도를 하던 때에 뒤후리기로 남자 사람 친구를 기절시
킨 적이 있다. 그 친구가 말했다. "죽는 줄 알았어." 그때부터였
을까, 생명의 신비에 대해서 호기심을 가진 것이.

인간의 신체는 고도화된 시스템을 내재하고 있다. 다만, 당신
은 이 시스템을 가지고 태어나서 얼마나 멋진지 알지 못할 뿐
이다. 첫 장에서는 신체가 잘 움직일 수밖에 없는 이유를 먼
저 알아보고, 이 마음이 운동으로 이어지도록 운동을 시작하
고 지속하는 방법과 주의 사항을 배운다.

당신이 본래 지니고 있는 '멋짐'을 아는 것이 첫발이다. 당신
이 알지 못하는 잠재력을 찾아서, 앞으로 더 많은 걸음을 떼
도록 도울 수 있었으면 좋겠다. 지금 몸이 불편하고 아픈 부

분이 있다고 해서 영영 망해버린 것이 아니라고 꼭 이야기
하고 싶다. 당신이 존재하면서부터 해온 움직임은 당신의 역
사를 만들어왔다. 당신은 얼마나 멋진 몸을 가졌는지를 앎으
로써 더 넓은 땅을 찾아내는 새로운 역사를 새기리라고 생
각한다. 그리고 이 과정이 당신이 몸과 좋은 관계를 회복하
는 데 첫 단추를 채우는 과정이기를 바란다.

이번 생은
조졌습니다

기린은 고혈압이다. 목이 긴 기린은 머리까지 혈액을 순환시키기 위해서 큰 압력으로 혈액을 움직인다. 그래서 고혈압이다. 고혈압은 기린의 생존을 위해 필수적이다. 인간도 기린과 마찬가지로 환경에 맞게 적응한다.

현대의 인간은 휴대폰으로 수많은 일을 해결하고, 크게 움직이는 것을 빼고는 컴퓨터 앞에 앉으면 모든 일을 할 수 있다. 고도화된 기술은 움직이지 않아도 생산을 가능하게 하며, 인간은 새로운 도구를 익히고 그것에 적응한다. 230만~240만 년 동안 더 잘 달리고 더 빠르게 움직여야 살아남을 수 있었다면, 최근 수십 년 동안은 제자리에서 오래 움직이지 않아야 성과가 난다. 인류가 수백만 년 동안 가졌던 생활 방식은 바뀌었고 몸은 그에 맞춰 방법을 찾는 중이다. 사냥과 도망에서 자유로워진 인간이 새롭게 적용한 것이다. 다만, 좌식 생활에 맞는 적용을 하다 보니 신체 활동과 척을 지고 살게 되었을 뿐이다.

문제는 신체 활동의 감소가 인간에게 나쁜 영향만을 준다는 것이다. 흡연보다 더 나쁘다. 직립보행과 불의 사용이 인류에게 미친 영향은 크다. 직립보행도 신체 활동이고 불을 사용하는 것도 신체 활동이다. 수백만 년 동안 움직임의 향상과 함께 인류 진화가 일어났고, 현재는 움직임의 감소가 인류의 생산성 향상과 함께 나타나고 있다.

최근에 전력으로 질주해 본 적이 있는가? 당신의 일과에서는 질주할 일이 있는가? 나는 없는 것 같다. 트레이너인 나도 그럴 일이 없는데 학생과 직장인이 질주할 필요가 있을까? 없다.

육체노동이 주된 업무라면 신체는 육체노동에 적합하도록 시스템을 변경한다. 사무직으로 앉아서 컴퓨터로 업무를 보는 것이 가장 긴 노동이라면, 몸은 그것에 맞는 시스템을 구축하고 가장 많이 하는 업무를 가장 잘하도록 적응한다.

몸은 당신이 해온 일의 합인 것이다. 오늘을 가장 잘 살 수 있도록 현재 활동량을 바탕으로 모든 시스템이 굴러간다. 당신이 하는 가장 긴 시간의 활동이 비활동이라면 몸은 비활동을 가장 잘하게 된다.

그렇다면 무엇을 할 수 있을까? 일하며 건강하게 살기 위해서 할 수 있는 일은 무엇일까? 우선 몸을 포기하지 않는 것이다. 언젠가 기술이 발전하면 몸을 갈아 끼우자는 생각 대신에 지금 자신을 도울 방법을 찾는 것이 낫다. 몸은 곧 나고 내가 하고 싶은 일을 위해 항상 도와주기 때문이다.

오른쪽으로 걸어가겠다고 생각했을 때 근육의 마음대로 왼쪽으로 걸어갈 수 있을까? 불가능하다. 보고서를 작성할 때 자세가 바르지 않다고 몸의 의지로 컴퓨터를 끌 수 있을까? 없다. 대신 몸은 그 자세를 잘할 수 있게 적응한다.

몸은 당신에게 반기를 들지 않는다. 당신이 하고자 하는 일을 위해서 언제나 움직인다. 당신의 뜻대로 움직여서 아픈 것에 가깝지, 몸이 마음대로 당신을 아프게 하는 것이 아니다. 원시시대의 육체 활동 습관이 몸에 남아서 적응하느라 아플 뿐이다. 그러니 몸이 잘못한 것도 없는데 미워하지 않았으면 좋겠다.

몸을 보살피는 데 큰 노력과 비용이 필요한 것은 아니다. 우선 몸과 척지지 않으려는 마음이면 첫 단추를 바로 끼울 수 있다. 애초에 잘못한 것이 없는데 잘못을 찾는다고 잘못이 찾아질 리 없지 않은가.

대신에 몸이 좌식 생활에 적합하지 않음을 이해하고 좌식 생활을 잘하는 방법을 찾아야 한다. 죽을 때까지 이 몸으로 살아야 하는데 기왕이면 좋은 관계를 맺는 것이 이롭지 않을까? 당신이 몸을 얼마나 조졌는지 따지기 전에 몸은 내 편이라는 믿음을 가졌으면 한다.

바쁜 사람은 단순하게 운동합니다

이 몸으로
잘 살 수 있을까?

강산도 10년이면 변한다. 그런데 전부 변해도 변하지 않는 것이 있다. 내가 가진 뼈의 개수, 근육의 수다. 뼈의 경우 성장하는 과정에서 개수의 변화가 있다가 성인이 된 후 죽을 때까지 변하지 않는다.

미래는 알 수 없고, 오늘 먹을 점심 메뉴도 불확실하다. 하지만 몸을 구성하는 가장 큰 기둥인 뼈는 언제나 같은 자리에 있다. 그리고 이 뼈를 움직이는 근육도 모두 발달과 노화를 겪으면서도 언제나 그 자리에 있다. 뼈와 근육은 뜻대로 되지 않는 것 투성이인 세상에서도 조건 없이 변치 않으며, 몸과 떼려야 뗄 수도 없다.

회식에서의 부장님처럼 고등학교 때 이야기를 하겠다. 경찰대학에 가고 싶었다. 그런데 경찰대학의 여자 입학 정원을 보니 10수를 해도 못 가겠다는 생각이 들었다. 이십 대를 통으로 공부만 하면서 살 수는 없었기에 체육대학에 가겠다고 마음을 먹었다. 고등학교 1학년 때의 일이었다.

누구보다 먼저 진로를 정하고 입시를 준비했다. 보통 반년 정도고 짧으면 한두 달 준비해서 시험을 보기도 하는데 나는 거의 3년 동안 운동과 공부를 같이 했다. 그리고 고등학교 3학년 여름방학이 시작한 날에 오른쪽 외측 발목 인대 세 개를 전부 다쳤다.

인대 하나는 10퍼센트를 남기고 끊어지고, 다른 하나는 절반 정도 남기고 끊어지고, 나머지는 뼈를 세게 잡아당겨서 뼈를 분리했다. 인대 파열에 골절이라니. 의사는 육 개월은 쉬어야 한다고 했고 수술하면 더 길어진다고 했다. 수능은 삼 개월, 실기 시험까지는 사오 개월 남은 상황이었다. 3년을 준비했는데 실기 시험을 못

칠 수도 있을 것 같았다.

'세상이 무너진다'는 말은 비유적 표현인 줄만 알았는데 정말 세상이 무너졌다. 붙잡고 일어날 잔해도 없었다. 깁스를 하면 다리를 심장보다 높게 들고 있어야 한다. 다리를 내리고 있으면 다리가 부어서 깁스가 점점 옥죄어 오기 때문이었다.

나는 고3이었다. 공부하는 것도 운동하는 것도 다 너무 어려웠다. 가진 것은 몸뿐이던 사람이 그 하나를 잃었다. 항상 있어서 좋은 줄도 모르고 살았는데, 잃어보니 얼마나 큰 자산이었는지 그제야 알았다. 한참 괴로운 시간을 보내다 이런 생각이 들었다. '몸이 아픈 사람들은 내가 느끼는 이 감정을 평생 느끼며 사는 걸까? 몸이 뜻대로 움직이지 않을 때 무엇에 기대서 살아야 할까?'

그리고 이 질문에 관련된 책을 찾았다. 하라는 수능 공부는 안 하고 한참 질문에 대한 답을 찾다 보니 체육학의 하위 분과에 스포츠심리학이 있다는 것을 알게 되었다.

이것은 심리학에서 다루는 많은 영역 중 신체 활동과 스포츠 등 체육학과의 접점이 있는 부분을 다루는 응

용과학의 영역이다. 태어나서 성인이 될 때까지의 신체 발달을 다루기도 하며, 운동 참여자가 운동을 시작하고 그만두는 이유는 무엇인지, 운동의 제어 및 학습은 어떻게 일어나는지, 엘리트 선수가 최상의 수행을 하는 데 어떤 심리적 도움을 줄 수 있는지 등 광범위한 내용을 다룬다.

막연하게 느꼈던 것을 공부하면서 확신했다. 운동을 하면 건강하고 활력 넘치게 그리고 행복하게 살 수 있다. 이를 뒷받침하는 근거는 평생 이야기할 수 있다. 이야기하는 동안에도 계속해서 근거가 생길 것이고, 평생을 다 해도 운동이 얼마나 좋은지 이야기를 끝마치지 못할 것이다. 내가 무탈하게 계속 좋은 몸을 유지했다면 이런 깨달음은 얻지 못했을 것이다.

발목은 회복되었다. 수능을 치러 갈 때도 목발을 짚고 갔고, 실기 시험장에도 테이프를 꽁꽁 싸매고 갔다. 한참 불안한 발목이었지만 그럼에도 운이 좋게 그해에 대학에 붙었다. 지금은 농구도 하고, 배구도 하고, 테니스도 하고, 웨이트도 신나게 한다.

결국 하고 싶은 말은 뼈가 분리되고 인대가 덜렁거려도 회복할 수 있다는 것이다. 인간으로 태어난 이상 회복의 환경만 조성된다면 원치 않아도 회복할 수밖에 없다. 그러면 어쩔 수 없이 몸이 좋아진다.

몸이 그 자리를 지키면서 녹슬고 있다면 아주 괜찮은 상태다. 특별한 손상 없이 그저 체력이 떨어지는 보통의 노화를 겪는 것이다. 그렇기에 더 좋은 몸을 만들 수 있다. 매일 반복하는 움직임이 질적으로 나아진다면 오늘이 제일 체력이 부족한 날이다.

인간은 적응의 동물이다. 부족하고 어렵다면 그에 적응해 당신을 돕고, 활동적이고 풍부하다면 그에 적응해 당신을 돕는다. 당신이 더 나은 움직임을 몸에 쌓는다면 몸은 좋은 움직임에 적응해 계속해서 좋은 움직임을 지속해 나가도록 지원한다. 그렇기에 계속해서 강해질 수 있다.

통증이 다방면으로 있어도 좋은 움직임이 쌓이면 통증은 잡힌다. 통증을 잡고 움직임의 질을 향상시키면 오늘이 제일 불편한 날일 뿐이다. 매일 더 자유롭게 움직일 수 있다. 지금은 통증으로 삶의 반경이 줄어들었다 할지라도 오늘보다는 내일 더 잘 움직이게 될 것이다. 결국 당신은 하고 싶은 일을 하고 싶은 만큼 할 수 있다.

사람은 뼈와 근육을 공평하게 가지고 있고 다치면 자동으로 회복된다. 이런 멋진 소프트웨어를 조건 없이 얻었다. 그리고 신체가 지닌 최상의 소프트웨어는 단언컨대 뇌와 근육의 상호작용이다. 뇌는 움직임을 위해 만들어졌다고 해도 과언이 아니다. 지금의 움직임이 비활동에 가까워 적응에 어려움을 겪는 것일 뿐, 움직이려고 한다면 '불가피하게' 건강해진다.

움직임은 언어를 배우는 일과 비슷하다. 지금 몸이 아프거나 문제가 있다면 잘못 외운 단어가 많은 상태다. 툭툭 튀어나오는 오자가 문장을 이상하게 만든다. 잘못 외운 단어가 있다면 올바른 단어를 다시 반복해서 외워야 한다. 잘못 외웠다고 되돌릴 수 없는 길을 건넌 것은 아니다. 다시 제대로 된 단어를 익히면 된다.

충분히 익혔다면 문장 안에서 단어로 제대로 기능한다. 움직임도 마찬가지이다. 바른 근육의 움직임을 배

우고 충분히 익히면 자연스럽게 효율적인 동작이 나타
난다.

걸을 때 몇 개의 근육을 사용할까? 근육의 움직임을
생각하면서 걸어본 적이 있는가? 걷기에는 거의 모든
근육이 개입하며 보행은 재활 후 복귀를 확인하는 기준
이 되는 중요한 과제다. 그런데 생각해 보면 생각도 없
이 잘만 걸으며 살았다.

당신은 이미 문장을 만드는 방법을 알고 있다. 통증
이 있거나 생활의 불편함이 있다면 철자가 틀린 단어
가, 잘못된 움직임이 있을 뿐이다. 다시 알려주면 된다.
익힐 수 있도록 반복하면 된다. 신체는 언제나 자리를
지키며 할 일을 하기 때문이다.

우리 몸은 알아서 잘 해줘서 믿고 일을 맡길 수 있는
팀원으로 언제나 한결같이 있을 것이다. 너무 믿어 의
심치 않아서 일하는지도 몰랐을 뿐이다. 이제 잘못된
움직임을 좋은 움직임으로 바꾸어 반복하면 된다. 우리
는 이미 최고 난도의 협응인 걷기를 휴대폰을 보며 할
수 있는 몸과 뇌를 가진 사람이다.

PT는
부담스러운데

트레이너와 함께 운동하지 않아도 운동할 수 있다. 도리어 트레이너가 불필요한 검열을 할 수도 있다. 헬스장에 가본 사람이라면 무료로 PT를 해준다며 불편하게 했던 사람이 한 번씩은 있을 것이다. 헬스장이 아니어도 운동장에서, 체육관에서 구하지도 않은 도움을 주려는 비전문가가 너무나 많다.

그들은 여성은 모두 예뻐 보이길 원한다는 환상을 가지고 말을 내뱉는다. 그리고 알고 있는 지식만을 녹음기처럼 반복 재생한다. 자신이 알지 못하는 다른 지식과

바쁜 사람은 단순하게 운동합니다

정보는 모두 부정한다. 인간이 그렇게 단편적 일리가.

올바른 전문가와 함께 운동하면 좋겠지만 모두 다른 환경에서 매일을 살아가기에, 노력을 들이고 시간을 할애하고 돈을 지불하며 운동에 투자하라고 할 수는 없다. 대신 당신이 운동 영상이든 글이든 이용해서 스스로 해보려고 한다면, 어떻게 해야 잘할 수 있는지 방법을 나눠보려고 한다.

운동 정보는 넘쳐난다. 하고 싶은 운동이 있다면 어디서 방법을 찾아야 할지보다 수많은 운동 방법 중에서 무엇을 선택할지를 고민하는 시대다. 어렵사리 운동 하나를 골라서 시작하는데 이래라저래라 하는 사람이 많고 스스로 잘하는지 못하는지 생각하다가 몇 개 하지도 못하고 힘을 다 써버린다. 운동할 때 써야 하는 힘을 어떤 운동을 할지 고민하는 데 쓰고, 운동을 어렵게 시작하더라도 자신을 검열하는 데 쓴다.

이제 막 단어를 외우는 사람이 한 단어 한 단어 아주 정성스레 눌러 쓴다면 그 단어는 예쁘게 쓴 단어가 된다. 예쁘게 쓴 단어가 단락 안에서 호흡하는 문장이 되기에는 시간이 걸린다. 인고의 시간을 견디는 일은 당연하지 않다. 당연히 어렵고 버거울 수밖에 없다. 그러니 운동할 엄두가 나지 않거나 시작은 했지만 운동을 어떻게 해야 할지 모르겠는 사람이라면 단어를 정성스레 적기보다는 머리에 들어오게 연습하는 것에 집중하자. 초심자의 마음가짐은 '작은 단위로 반복하기' 정도면 충분하다.

힘들고 어려운 동작을 하려고 애쓰기보다는 쉬운 동작을 반복하면 된다. 1분이 열 번 모이면 10분이 되고, 5분이 열 번 모이면 50분이 된다. 일할 때 1분씩 열 번 움직이는 사람은 일주일에 한 번씩 50분간 운동하는 사람과 같은 시간을 운동하는 것이다. 10분을 내지 못하는 사람은 한 시간을 내서 운동할 수 없다. 하루 중 10분을 내었다면 0에서 10으로 발전한 것이다. 비약적인 발전이다.

운동을 시작할 때 고민해야 하는 것은 '어떻게 더 잘할 수 있을까?'가 아니다. 운동을 '어떻게 꾸준히 할 수 있을까?'를 촘촘하게 궁리해야 한다. 몇 분이 되었든 나를 위한 운동 시간을 만들어내고 지키는 것을 생각해야한다. '어떻게 더 잘할 수 있을까?'는 충분한 양을 확보하는 연습을 한 후에 해도 늦지 않다.

시작부터 잘하는 사람이라면 이미 운동을 지속하고 있을 것이다. 헤매며 시작하는 사람이라면 잘하겠다는 생각보다 운동을 꾸준히 해보겠다고 마음먹고 어떻게 계속해 나갈 수 있을지 고민하는 편이 지치지 않고 나아가는 방법이다. 엄청난 운동을 하지 않아도 된다. 그저 지속하면 몸은 좋아진다.

복리의 마법이 운동에서도 나타난다. 어떤 운동을 해야 할지 고민이라면 책을 천천히 읽으면서 몸을 이해하고 이 책에 나온 운동만이라도 반복하면 된다. 새로운 언어를 배우는 사람처럼 운동하자. 당신의 만점이 천점이든 십 점이든 0.01이라도 늘었다면, 또는 유지를 했다면(우리는 모두 노화와 싸우고 있다) 나아간 것이다.

다시 말해 나아가기 위해선 움직임을 몸에 쌓아가야한다. 천천히 그리고 단단하게. 신경을 써야 하는 부분이 여러 개라면 하나만 잘하는 것에서 시작하면 된다. 낮은 단계의 동작을 충분히 익힌 다음 조금 더 높은 단계로 나아간다. 당신에게 버거운 운동을 억지로 하지 말고 할 수 있는 운동을 충분히 반복해 보자. 기본이 되는 동작을 제대로 익히지 않으면 중량이 올라가고 더 어려운 동작을 할 때 탈이 난다. 또한 구체적인 시간과 장소를 정해서 꾸준히 하고, 잘하는지 모르겠더라도 자신을 응원하고 운동을 지속해 나간다.

하루를 살아내느라 지친 당신에게 운동을 왜 안 하느냐며 나무랄 수 있는 사람은 없다(트레이너도, 당신 스스로도 마찬가지이다). 또한 더 잘 살고 싶어서 하는 운동에 잘못된 점은 없다. 한 달 만에 운동 전문가가 되지 않아도 된다. 당신은 운동을 업으로 하는 사람이 아니지 않은가. 그러니 하루 건넜다고, 또는 한 주 건넜다고 자신의 가능성을 낮추지 않았으면 한다. 대신에 오늘 하기 싫은 이유를 고민하고, 이에 방해받지 않고 운동할 수 있는 시간과 장소를 다시 생각해 보자.

나의 인생 목표 중 하나는 기상 후 달리기로 상쾌한 아침을 맞는 삶이다. 이 말은 곧 꾸준히 성공해 본 적이 없다는 말이다. 정말 하고 싶은데 기상 후 운동은 무리이다.

밤 9시 이후에 하는 운동을 참 좋아하지만 이 시간에 운동하면 수면에 영향을 미칠 수밖에 없기에 최근에는 저녁 먹기 직전에 운동하는 것으로 루틴을 맞췄다. 나에게 맞는 운동 시간을 찾을 수 없어 운동을 머뭇거린다면 몇 번의 실패는 하겠거니 생각하고 실패를 빨리해 버리는 편이 낫다.

한 번에 딱 맞는 운동 시간을 찾지 못했어도 괜찮다. 다른 시간에 운동을 해보면 된다. 왜 나는 이렇게 의지가 약하고 남들 다 하는데 안 될까 같은 생각은 그냥 지나치자. 운동을 한 번만 해도 없어질 생각이다. 붙잡고 늘어질 필요 없다.

또한 내가 건강하자고 하는 운동에 남이 얼마나 어떻게 하는지는 참고일 뿐이지, 정답이 아니다. 그리고 습관은 의지로 만들어지지 않는다. 애써서 해야 하는 일을 지속하는 것은 가혹하며, 똑똑한 인간은 자신을 가혹한 상황에 두지 않는다. 최소한의 노력으로 할 수 있는 방법을 찾는 것이 더 쉽고 유지 가능하다.

운동 한 번 빼먹었다고 지금까지 쌓아온 노력이 무너지지 않는다. 도리어 느슨한 마음으로 쉬엄쉬엄하는 편이 유리하다. 잘 살기 위한 수단으로 운동을 이용했으면 한다.

여성과 함께 운동하다 보면 숨 쉬듯 부족한 부분을 찾아내는 모습을 자주 보게 된다. 혹 당신도 자신이 잘한 것보다 못한 것을 찾는 일이 익숙한 사람일까 싶어 노파심에 그러지 않아도 된다는 말을 한 번 더 남긴다. 장점을 찾기보다 단점을 찾기가 더 쉽고, 나의 흠이든 남의 흠이든 흠을 찾는 것이 쉽다.

수년, 수십 년 동안 운동한 트레이너와 자신을 비교하고, 몸으로 먹고사는 사람과 자신을 같이 두고 더 못난 점을 찾으면 안 된다. 교정 운동이 점점 돈이 되는 산업이 되면서 자신의 몸을 분해해 문제를 찾아내는 일이 만연해지고 있다.

오른손잡이의 오른손이 더 잘 움직인다고 해서 왼손이 문제가 있는 것은 아니다. 오른손은 연습할 시간이 충분했기에 더 잘 움직일 뿐이다. 마찬가지로 당신이 편측에 좋은 움직임을 가지고 있다고 반대쪽이 문제인 것은 아니다. 한쪽이 더 움직일 기회가 많았고, 그렇게 익숙한 움직임이 되어 주로 쓸 뿐이다.

몸은 똑똑하기 때문에 당신이 더 잘하고 익숙한 움직임으로 편하게 에너지를 절약하면서 지내도록 돕는다. 당신이 지치고 힘든 상황이라면 더욱더 편히 움직이는 방법을 찾아 덜 지치도록 돕는다. 반대쪽도 충분히 움직일 기회를 주고, 그 움직임이 쌓이면 마찬가지로 잘 기능할 것이다. 당신이 가진 못난 부분보다는 잘난 부분을 보려고 한다면, 그 또한 몸이 도울 것이다.

몸이 가진 고유한 개성은 당신의 모든 순간을 당신답게 만든다. 그건 평가를 받을 부분이 아니라 칭찬받고 응원받아야 하는 부분이다. 지금의 움직임을 만들기까지의 시간은 당신이 노력하며 충실하게 하루를 채웠던 기억들이다. 그러니 몸과 척지지 말고, 스스로 자신을 나무라지 않았으면 좋겠다.

하는 것도 없는데
왜 몸이 아플까?

　운동선수가 다치는 이유 중에 '과사용 증후군'이라는 것이 있다. 교통사고 같은 외부의 큰 힘이 작용한 사고가 아닌 그저 많이 써서, 닳아서 아픈 것을 말한다. 개인은 각자의 퍼포먼스를 하면서 살아간다. 그것이 회사에서 프레젠테이션을 하는 것일 수도, 온종일 학교에서 공부하는 것일 수도 있다.

　직장인의 손목이 아픈 이유에도 과사용 증후군이 있다. 배구 선수는 배구를 열심히 하고 직장인은 마우스를 열심히 움직인다. 각자의 퍼포먼스를 위해서 최선을 다하고 너무 최선을 다해서 아프다.

　오랜 친구이자 회원인 A는 교직원이고 베이시스트이다. 평일에는 근무하고 주말에는 밴드와 함께 합주한다. 평일에는 정면을 보고 살고, 주말에는 몸을 틀어놓고 산다. 모니터와 베이스를 다루는 움직임은 몸에 쌓여서 A를 더 좋은 직원이자 더 멋진 베이시스트로 만들어준다.

　종일 모니터를 보고 종일 기울어진 채 악기를 다루는 것은 몸에 적지 않은 부담을 준다. 어떤 움직임은 몸을 불편하게 할 수 있다. 그러나 그 움직임이 당신이 하고자 하는 일이라면, 몸을 비틀게 할지라도 원하는 만큼 잘하도록 스스로 도울 수 있다.

　올바른 움직임을 충분히 쌓으면 기울어지고 비틀린 자세를 버틸 수 있고, 나쁜 자세에서 좋은 자세로 빠르게 돌아올 수 있다.

　이 세상에 재미있는 일이 얼마나 많은데 바른 자세로만 움직이며 살 수 있겠는가. 온몸을 펼치기도 하고 최대한 작게 웅크리기도 하면서 자유롭게 움직이려고 정확하고 바른 자세를 배우는 것이다.

A는 이제 3시간 연속으로 합주해도 몸을 고쳐달라고 오지 않는다. 6시간쯤은 해야 수업에서 웜업을 몇 개 추가해야 하는 정도의 작은 불편함이 생긴다.

인간이 인간답게 사는 데 과사용은 필연적일지도 모른다. 그러나 과사용을 버티는 몸 또한 만들 수 있다. 당신은 지금 하는 일을 원하는 만큼 지속하고, 새로 하고 싶은 일 또한 망설이지 않고 해낼 수 있다. 좋은 자세와 움직임이 그 과정에서 든든한 버팀목이 되어줄 것이다.

PT를 시작하는 사람들에게 먼저 하는 말이 있다. "제가 가진 시간은 일주일에 2시간뿐입니다. 168시간 중에 2시간으로 극적인 변화를 만들기는 어렵습니다. 그래서 제가 없는 시간에 혼자 할 수 있는 운동들을 틈틈이 알려드릴 겁니다. 그 운동을 꼭 해주세요. 하루에 5분이라도 괜찮으니 몸이 좋은 자세를 다시 기억하도록 움직여 주세요."

당신이 통증이 있거나 불편감이 있다면 이 말을 꼭

바쁜 사람은 단순하게 운동합니다

기억해 주었으면 한다. 어떤 자세든 한 자세로 오래 있는 것은 좋지 않다. 그대로 버티는 것이 아니라 움직여야 한다. 움직여서 통증을 피해가자.

집중해서 업무를 하다 보면 자세가 좀 안 좋아질 수도 있다. 살다 보면 그럴 수도 있지 않은가. 항상 바른 자세를 지켜내지 못했다고 몸과 나쁜 관계를 맺어야 할 이유는 없다. 바른 움직임을 배우고 익히는 과정은 당신을 제한하고 고립하려는 의도가 아니다. 퇴근하고 걷는 5분조차 힘들었던 사람이 30분 정도는 넉넉히 걷게 되어서 가고 싶었던 카페에 갔으면 좋겠고, 힘센 반려견과의 산책이 두려웠던 사람이 거뜬히 산책하게 되기를 바란다.

체력이 될까 싶어서 망설였던 일을 시작하는 데 도움이 되도록 더 나은 움직임을 배우고 익히는 것이다. 해야 하는 일, 하고 싶은 일을 주저 없이 해내자. 그리고 더 자유롭고 편안하게 움직이도록 몸의 원래 위치를 알려주자. 같은 자세로, 같은 방향으로만 써서 몸이 닳아버리기 전에 바른 자세를 알려주자.

찌뿌둥한 느낌이 든다면 그때가 제격이다. 그 순간에

할 수 있는 스트레칭을 한 개 골라서 해보자. 한 시간의 수업만큼, 또는 그것보다 더 큰 효과를 낸다.

바쁜 사람은 단순하게 운동합니다

이불 킥도
운동일까?

마음의 여유는 마음이 아니라 몸에서 나온다. 오전 7시 30분에 울리는 업무 전화에도 화내지 않고 받기, 무거운 가방을 메고 20분 동안 밖에서 기다리기, 오랜만에 만난 친구들과 즐겁게 놀기. 모두 체력이 받쳐줘야할 수 있다. 그래서 체력이 없는 사람은 필연적으로 이불 킥할 일이 많다.

침대에 누워서 하루를 복기하다 보면 부끄럽고 불안해 괜히 이불을 찬다. 그렇게 하루의 먼지를 탈탈 떨고는 잠에 든다.

사실 더 많은 사람이 이불 킥처럼 운동을 했으면 좋겠다. 과거의 일을 꺼내어 다시 곱씹는 것을 반추라고 한다.

반추와 동시에 운동하는 것이 이불 킥이다. 그래서 사람들이 더 많이 이불 킥을 했으면 한다. 마음이 괴로울 때, 괴로운 생각을 반복하기보다는 시원하게 이불을 차고 현재로 돌아왔으면 좋겠다. 지나간 일을 생각한다고 바뀌는 것은 없다. 바꿀 수 없는 일을 곱씹기 때문에 마음이 더 괴로워지는 것이다.

반추와 이불 킥 중에 하나를 선택해야 한다면 무엇일까? 당연 이불 킥이다. 스스로 자신을 괴로운 상황에 두기보다는 발치에 걸리는 이불을 퍽퍽 차버리자. 지금 하는 이불 킥은 당신에게 조금이나마 나은 기분을 만들어줄 것이다.

운동은 운동하는 것 자체로 스트레스다. 안 하던 일을 하면 생기는 게 스트레스여서 관성에서 벗어난 모든 움직임은 스트레스가 된다. 하지만 조절할 수 있다. 원하는 만큼 운동으로 스트레스를 주고, 그만 받고 싶다

바쁜 사람은 단순하게 운동합니다

면 언제든 운동을 그만둘 수 있다. 그렇지만 꾸준히 운동한다면 운동이 새로운 일이 아니게 되고 몸은 스트레스에 적응한다.

몸은 정말 똑똑하지만 때로는 바보같이 신체 활동으로 인한 스트레스와 외부 자극으로 인한 스트레스를 구분하지 못한다. 운동을 해서 심장이 쿵쾅거리고 땀이 나는 것과, 부끄럽고 화가 나서 심박수가 높아지고 식은땀이 줄줄 나는 것을 구분하지 못한다.

그래서 운동으로 스트레스 상황에 적응하면 외부적인 불안 상황에도 적응한다. 원하는 만큼 심박수를 높였다가 떨어뜨리는 경험을 반복하면, 원치 않는 상황에서 심박수가 상승하더라도 경험적으로 떨어질 것을 알기에 불안해하지 않게 된다.

공황장애, 사회불안 등 불안증을 가진 사람에게 규칙적인 운동을 권장하는 이유이다. 참고로, 불안을 완화하기 위한 운동은 무산소성 운동보다는 유산소성 운동이 더 큰 효과가 있다고 알려졌지만, 최근에는 운동 유형에 관계없이 효과가 있다는 연구 결과가 많이 나왔다. 그러니 당신이 어떤 목적으로 무슨 운동을 하든지 간에 운동하는 것은 삶에 도움이 된다.

한 회원이 수업에서 운동이 불안 완화에 도움이 된다는 말을 듣고는 트위터에 어떤 글을 올린 적이 있었다. 리트윗이 많이 되었는데 그에 달린 인용과 멘션을 보고 조금 울고 싶은 마음이 들었다. 많은 사람이 '그러면 나는 불안한 상황에 나를 두어서 운동한 효과를 얻겠다'고 말하고 있었다. 어쩌다 운동이 이렇게까지 하기 어려운 일이 되었을까.

개인적 감상은 차치하고 본론을 말하자면 불안 적응의 과정에서 역은 성립하지 않는다. 외부 스트레스는 통제 불가능하기 때문에 이는 그저 당신을 끌어내리는 스트레스가 될 뿐이다.

운동이 불안의 안전장치가 되는 것은 강도를 조절할 수 있고 이를 통해 안전한 범위에서 불안을 다루는 경험을 할 수 있기 때문이다. 운동으로 '조절 가능한' 스트레스 상황을 만들고 이에 적응하는 과정이 당신에게 도움을 준다. 불안한 상황은 운동이 되지 않는다. 당신을 고되고 어렵게 만들 뿐이다.

바쁜 사람은 단순하게 운동합니다

불안하거나 우울하다면 움직이자. 반추의 늪에 빠져 허우적거리기 전에 이불을 차고 베개를 때리자. 그 움직임이 당신의 지면이 불안할 때 중심을 잡도록 도와줄 것이다.

병원은 안 가봤는데
그냥 운동하면 될까?

"Exercise is Medicine(운동이 약이다)." 미국 스포츠학회의 슬로건이다. 운동은 다양한 질병을 예방하고 관리하는 데 분명한 효과가 있다. 그러나 정확한 진료를 바탕으로 처방과 함께 질병을 관리하는 것이 우선되어야만 하는 경우도 있다.

뜻대로 되지 않는 게 인생이라지만, 내 몸이 내 뜻대로 되지 않는 것은 증상에 더 가깝다. 주먹을 꽉 쥐어야겠다고 생각하고 움직였을 때 힘을 쓸 수 없다거나, 걷는데 몸이 자꾸 무너지고 통증이 계속해서 생활에 지장을 준다면 현대 의학 기술의 도움을 받아야 한다. 첨단 의료기기를 통해 원인과 병명을 알게 되었다면 관리를 위한 매뉴얼을 알 수 있다.

그러나 현대 의학의 비약적 발전 속에서도 아직 정확한 원인을 찾을 수 없는 것들이 있다. '비특이적 요통' 같은 경우가 대표적이다. 원인은 모르고, 요통이 있는 상태 정도로 이해하면 된다. 이때는 의사가 "쉬셔야 합니다. 잠 잘 주무시고, 밥 잘 챙겨 드시고, 운동하세요"라고 할 것이다.

알아서 잘되던 몸의 기능에 문제가 생겨도 진료를 받아봐야 한다. 밥을 먹으면 가슴이 답답하거나, 갑자기 식은땀이 쏟아지는 등 변화가 나타난다면 놔두지 말고 병원부터 가자. 살이 갑자기 찌거나 빠지는 것도 내분비 계통의 문제일 수 있으므로 주의해야 한다.

소화를 조절하고 면역을 관장하며 몸을 회복하는 것은 의식하지 않아도 몸이 가진 시스템이 조절한다. 이런 조절에 문제가 생겼다고 느껴지면 방치하지 않아야 한다. 내 몸은 내가 가장 잘 느낀다. 이상하다 싶으면 실제로 이상할 확률이 높다.

실비 보험은 꼭 들어두고, 몸이 하는 이야기를 잘 들어주자. 몸에 큰 문제가 없더라도 아무것도 하고 싶지 않은 기분이 몇 주 동안 지속된다면 전문의를 찾자. 아무것도 하지 않는 자신에 대한 괴로움이 다시 무기력으로 이끈다면 호르몬의 기능 부전일 수 있으니 자신을 못 믿겠다면 전문가를 찾는 게 맞다.

아픈데
운동해도 될까?

　당신은 아픈 곳 없이 건강하고 하루를 버티기에 충분한 체력을 만들어나갈 것이다. 이 과정에서 방해가 되는 요인은 무엇인가? 가장 큰 방해가 되는 놈을 먼저 찾아서 그놈부터 해결하는 것이 가장 빠른 길이다.

　현재 통증이 있는 사람은 통증을 해결하는 것이 가장 우선되어야 한다. 아픈 곳이 있는 것은 단점이 아니다. 큰 수고를 들이지 않고 약점을 찾은 것이다. 약점을 알아야 최적 경로를 찾을 수 있다. 약점을 보완한다면 얼마나 더 강한 내가 될지 기대하면서 움직이면 된다.

통증이 있는 사람은 동작을 할 때 통증의 크기가 커지는지 작아지는지를 기록하는 것으로 움직임의 질을 평가할 수 있다. 혼자서 운동하는 경우 가능한 한 통증 크기가 커지지 않도록 한다.

이때는 운동해서 힘든 것과 통증이 느껴지는 것을 구분해야 한다. 날카롭거나 혹은 둔탁하게 느껴지는 통증과 피로를 구분해, 통증은 커지지 않고 약간의 피로를 만드는 범위에서 시작하자. 모든 움직임에서 통증이 생기는 것 같다면 곧 이야기할 '숫자 평가 척도(NRS)'를 이용해서 통증이 1~2 정도만 커지는 선에서 운동해야 한다.

통증이 없는 사람이라도 운동하는 자신을 상상할 때 걱정되는 부분이 있다면 이유를 구체적으로 적으면 좋다. 타인에 의한 이유라면 타인이 없는 공간에서 진행하면 되는 것이다. 이처럼 이유 중 해결이 가능한 부분이 있다면 해결하도록 한다. '어떻게 계속할 수 있을까'에 중점을 둔다.

지금은 알파벳을 배우는 중이다. '외국인과 대화할 때 버벅거리면 어떡하지'는 지금 걱정할 일이 아니다.

말할 수 있을 때 고민하면 된다. 알파벳을 배우는 과정에서 가장 중요한 것은 '반복'이다. 쓰다 보면 익힐 수 있다. 움직이면 기억할 수 있고, 움직임은 학습이 가능하다. 반복이 쌓이면 알아서 움직이는 시점이 온다. 무의식적으로 걷는 것처럼.

지병이 있는 사람이 운동하러 헬스장에 오면 나는 일단 병을 바탕으로 운동 프로그램을 설계한다. 통증은 있으나 병명이 없다면 여러 시행착오를 거치면서 원인이 될 만한 조직과 움직임을 찾고 개선한다. 원인을 알아야 하는 것은 정확한 치료와 운동을 하기 위함이고, 더 중요하게는 하지 말아야 하는 것을 분명하게 알기 위함이다.

운동이 상태를 더 나빠지게 하는 원인이 되지 않으려면 진단을 바탕으로 운동을 하는 것이 가장 좋다. 만약 원인을 정확히 아는 것이 여의치 않다면 시작 전 상태를 기록하고 운동을 진행하면서 변하는 상태, 운동을 끝낸 다음의 상태를 끊임없이 추적하는 것이 대안이 된다.

이때 변화를 숫자로 기록하는 방법이 '숫자 평가 척

도'이다. 이는 통증이 있는 사람이 운동할 때 운동 강도를 조절하는 가이드라인이 된다.

그런데 통증은 무엇일까? 통증은 수치화할 수 있을까? 같은 크기로 아픈 것이 가능할까? 그래서 통증은 주관적인 값으로 측정한다. 아프다고 느끼는 정도가 기준이다. 당신이 아주 평온하고 이완된 상태일 때를 0으로, 비명이 나오는 고통을 10으로 두자. 스펙트럼의 중간 숫자는 다양한 모습일 수 있다. 다만 같은 기준으로 기록하도록 중간값에 자신의 주관적인 느낌에 대한 기록을 해두는 것이 좋다.

나는 약간 피곤한 정도를 3, 불편함이 느껴지는 정도는 5, 거슬리는 불쾌한 통증은 7로 두고 기록한다. 각 개인에 맞게 기준을 두고 가능한 한 현재 수치보다 숫자가 증가하지 않는 범위에서 운동하는 것이 바람직하다.

움직이기만 해도 통증이 증가하는 사람은 운동하는 내내 운동 전 확인한 수치에서 두 단계를 초과해 증가하지 않도록 조절한다. 움직이는 데 삼 단계 이상 통증이 증가한다면 조절할 수 없는 움직임을 하는 것이다.

바쁜 사람은 단순하게 운동합니다

조절 가능한 통증 범위 내에서 움직일 수 없다면, 지금 하는 것을 중지하고 다른 움직임을 해야 한다. 이 몸 상태로는 과도한 스트레스를 주는 동작이기에 더 쉽고 몸에 맞는 동작을 한다. 몸에 맞는 동작을 하고, 좀 더 강해졌다고 생각되면 못했던 그 동작을 다시 해본다.

통증이 없는 사람은 스펙트럼으로 기분을 기록하면 된다. 표기는 -5에서 +5나, 0에서 10으로 할 수 있다. 이도 마찬가지로 매일 같은 기준으로 표기하도록 중간 값에 대한 느낌을 적어둔다. 그리고 운동 시작 전, 운동 중, 운동 후의 기분을 기록한다.

운동을 해서 약간의 피로를 느끼는 것은 긍정적인 변화이다. 그러나 피로가 너무 크거나 기분이 크게 나빠진다면 운동을 바꿔, 기분도 좋고 건강에도 좋은 운동을 찾자.

목표를
어떻게 잡아야 할까?

생의 목표가 180도로 다리 찢기인 사람이 있다. 180도가 목표니까 일단 150도 정도에서 시작했다. 아주 아팠다. 허벅지에 멍이 들었다. 병원에 갔더니 근육이 파열되었다고 한다. 단계를 충분히 낮춰 시작했다고 생각했는데 왜 이런 일이 일어났을까?

목표가 어디에 있든 간에 운동의 시작은 오롯이 어떤 몸을 가졌는지에 따라 정해진다. 90도가 최선인 사람이 첫날에 150도를 찢을 수 있을까? 이는 누가 더 큰 멍을 만들었는지 비교하는 일밖에 안 된다. 90도가 현재 상태이면 91도를 만드는 것으로 목표를 잡아야 한다. 1도를 해보고 쉬우면 2~3도씩 늘려가는 것이 성공을 쌓는 방식이다.

결국에는 1도가 쌓여서 180도가 된다. 불편하거나 아프지 않지만 그렇다고 편하지 않은 정도로 관성에서 벗어나는 것이다. "열심히 할 거야!" 하고 과도하게 찢으면 진짜 근육이 찢어진다. 생의 목표가 건강이라면 지금 내가 할 수 있는 일을 하자. 1밀리미터의 성장도 성장이다.

엉망진창으로 가는 것 같아도 일단 가자. 제자리에서는 엉망진창으로 가는지 알 방법이 없다. 엉망진창을 향해서 가자. 운동의 짜릿함 중 하나는 결국에 제자리 걸음만 했더라도 운동량이 존재한다는 것이다.

돌고 돌아서 제자리더라도 운동이 몸에 쌓여 있다. 다음 엉망진창의 코스에는 더 강한 내가 더 넓은 곳으로 나아갈 것이다. 백 점 만점에 오십 점을 향해 가자. 반타작이 조금 자존심 상한다면 육십 점을 목표로 삼으면 된다. 자격증을 발급하는 국가시험의 경우 발급 기준이 평균 60점 이상인 경우가 많다. 자격증도 주는 점수이다. 일단 시작해서 얼추 60점어치만 해보자. 0에서 60점으로 성장한 것이다.

(가까스로) 성공할 수 있는 만큼 하면 된다. '근 성장을 위해서는 실패 지점까지 운동하라'는 말이 운동을 위한 불문율처럼 사용될 때가 있었다. 이 세상에 실패할 일이 얼마나 많은데, 운동까지 실패를 해야 할까? 실패가 필요한 일에 실패하면 된다. 운동할 수 있는 범위에서 기분 좋게 하고 기분 좋은 피로를 느끼면 되기에 운동에 실패할 이유는 없다.

성공 경험으로 삶에 필요한 실패들을 담담히 받아내고 하고 싶은 일을 해나가면 된다. 운동은 스트레스에 내성을 만들어주는 조절 가능한 스트레스 정도로 두자.

내 건강의 주도권은 내가 쥐고 있다. 운동을 조절 불가능한 지점까지 몰아붙이는 것은 과도한 스트레스가 될 뿐이다. 넘치는 스트레스는 어떤 성장도 가져오지 않는다.

그리고 운동할 체력이 없는 사람에게 실패 지점까지 운동하라고 하는 것은 언제쯤 다칠까 구경하는 것과 같다. 당신 몸인데 스스로 구경꾼이 되지 않았으면 좋겠다.

해내고야 말겠다는 의지로 뭔가 하려고 하면 힘을 내는 데 힘을 다 써서 결국 한 걸음도 못 뗀다. 자기계발서에서 꼭 하는 '일의 크기를 줄여서 작은 성공들을 쌓아나가라'는 말은 사실 운동에 최적화된 말이다. 지금 당신이 할 수 있는 운동을 하고, 할 수 있는 성공을 하자. 결과가 완벽하지 않으면 또 어떤가. 이미 움직임과 성공이 쌓여 있다.

운동에 더 많이 성공할 계획을 짤 때 권하는 기준은 '아플 때도 할 수 있는가'다. 감기에 걸려 골골댈 때도 할 수 있는 정도인 것이다. 그럼 매일 할 수 있다.

매일 할 수 있는 작은 습관도 궁극적으로 어떤 모습을 갖고 싶은지가 불명확하면 하지 않게 된다. 할 이유가 없기 때문이다. '운동하는 이유는 무엇인가', '운동하는 사람이 된다면 어떤 이득이 있는가', '그것이 내 삶에 어떤 영향을 주는가'에 대해 충분히 고민하는 시간을 가져보자.

이상향을 정했다면 이상향과 지금 당신의 모습이 달

라서 괴롭지 않게 '오늘' 운동으로 기대하는 것을 적어 본다. 찌뿌둥한 몸이 나아지는 것이 오늘 목표인가? 아니면 기분이 조금 환기되면 좋겠는가? 산책하다 강아지를 만나면 좋겠는가?

무엇이 되었든지 간에 오늘 하고 싶은 것을 하고, 오늘이 쌓여 되고 싶은 자신을 그려봤으면 좋겠다. 채점은 오늘을 기준으로 한다. 오늘 잘했으면 잘한 것이다. 오늘 아쉬우면 아쉬운 대로, 그럼에도 잘한 점을 찾자.

그래서 살이
빠진다고?

헬스장을 들어가는 순간 스캔이 시작된다. 비만인 회원은 트레이너의 영업 대상이 된다. "살 빼셔야죠! 책임 감량해 드립니다" 같은 말이 안부 인사가 된다. '살 빠졌다', '살 좀 찐 거 같은데'는 안부를 묻는 인사가 아니다. 일상적으로 대상화되다 보니 타인을 대상화하는 것에도 너무 익숙해져 있다. 조심하는 사람은 끝도 없이 조심하고, 무례한 사람은 반성의 여지 없이 무례하다.

미디어에서 다루는 '완벽한 여성의 몸'은 다분히 폭력적이다. 건강과는 거리가 먼 이 몸이 어느 순간부터 '모두가 원하는 몸'이 된다. 정말 모든 사람이 원하는 게 맞을까?

운동은 곧 다이어트라고 생각하는 많은 사람이 살을 빼긴 해야겠는데, 자신의 몸이 어디쯤에 있는지도 모르고 구체적 목표가 무엇인지도 모른다. 어떤 사람의 몸이 예뻐 보여서 자신도 감량하고 싶고, 그와 똑같이 될 수는 없겠지만 그래도 '예쁜' 몸을 원한다. 자신도 제대로 알지 못하는, 누구도 알지 못하는 환상적인 몸을 만들고자 할 뿐이다. 미디어에 노출되는 완벽한 몸은 기술의 도움을 받아서 2차 가공된 것이 대부분이다. 인종과 골격의 차이 또한 고려하지 않는다.

체중 감량이 가장 우선순위라면 당신이 왜 체중 감량을 원하는지 먼저 생각해야 한다. 입던 옷이 안 맞는다는 실용적인 이유라면 초절식 같은 부담을 몸에 주지 않아도 건강하게 점진적으로 감량이 가능하다. 나는 당신이 납득할 만한 결과를 만들면서도 모든 방면에서 향상하기를 진심으로 바란다. 따라서 매일 달성할 수 있는 합리적 수준의 목표를 제시하고 그에 도달하며 원하

바쁜 사람은 단순하게 운동합니다

는 성취를 이루도록 도울 것이다.

당신의 목표가 흐리다면 우선적으로 그것을 명확하게 해야 한다. 분명하지만 자신이 원하지 않는 목표라면 다시 찬찬히 생각해 보고 정말 무엇을 원하는지를 알아내야 한다. 그 과정에서 트레이너가 도움을 줄 수 있다. 그리고 당신이 원하는 것이 있다면 이를 구체화하는 과정을 함께 나눌 수 있다. 또한 수많은 사람의 성장을 함께하는 사람으로 당신이 최선인 길을 찾는 데 힘을 보탤 수 있다.

트레이너는 당신이 나아갈 도로를 정돈하고 장애물을 치워주는 사람이다. 트레이너가 장애물이 되어서는 안 된다. 당신을 수치스럽게 만들지 않아도 충분히 가능한 부분이다. 당신에게 얼마나 많은 체지방이 있는지 구태여 언급하고 수치심을 느끼게 한다고 해서 목표에 도달하는 시간이 짧아지지 않는다. 다그침으로 당신이 스트레스를 받는 것이 명백하다면 이는 목표 달성에 방해가 되는 행위이다.

그리고 인바디상의 수치와 체중 같은 숫자는 당신이 살아온 족적을 모두 설명할 수 있는 웅장한 숫자가 아니다. 그저 참고용인 하찮은 숫자일 뿐이다. 목표를 설정하고 상담하는 과정에 할애하는 시간은 앞으로 얼마나 잘 해낼지를 설명하기에도 빠듯하다. 그 시간에 당신을 평가절하하고, 괴롭히며 낭비할 이유가 없다.

알다시피 한국에서 살면 모두가 몸의 형태를 중요시한다. 당신의 목표가 몸의 형태를 바꾸는 것이라면 조금 더 구체적으로 어떤 몸에 도달하고 싶은지 고민했으면 한다. 어떤 마른 몸을 원하는지, 왜 원하는지. 그 과정에서 트레이너는 도움을 줄 뿐이다.

그저 마른 몸이나 빠른 감량을 위한 운동을 하고 싶다면 다시 한번 생각해 보기를 바란다. 앞으로 10년 후에도 당신은 자신의 몸으로 살아가야 하기에, 그때의 나에게 무엇을 주고 싶은지 고민해 보자.

2장

지금 해야 하는 게
운동일까, 휴식일까?

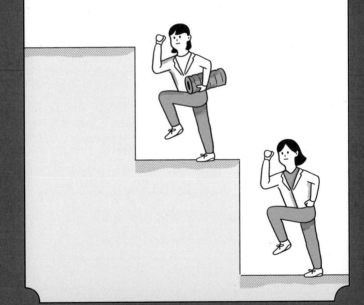

당신이 정말로 운동을 했으면 좋겠다. 운동이랑 친해져서 건강하고 행복하게 살았으면 좋겠다. 그래서 나는 어떻게든 당신이 상황에 맞게 운동하도록 방법을 찾을 것이다. 운동과 친해지도록 최선을 다할 것이다.

그런데 어떻게 해도 방법을 찾을 수 없는 경우가 있다. 만약 당신이 이틀 연속으로 야근하고 한숨도 안 잤거나, 저녁 8시 운동인데 아직 아무것도 안 먹었다면 운동을 알려주고 싶어도 알려줄 수가 없다. 눈곱만큼 남아 있는 힘을 쥐어짜서 해야 하는 일은 운동이 아니다. 아주 적은 힘이나마 있다면 그 힘은 쉴 궁리를 하는 데 써야 한다. 이 장에서는 그 궁리를 다룬다.

하루 중 쉬는 시간을 확보하고, 더 잘 쉬도록 수면을 준비하고 업무 환경을 정돈하는 방법을 담았다. 당신의 컨디션에 맞게 운동하는 데서 시작해, 컨디션을 향상시키도록 걸음마를 떼보자. 정규 교육 과정에서 휴식하는 법을 배울 수 있었다면 좋았겠지만 못 배웠다면 또 어떤가. 지금부터 알아가 보자.

혼자서도
할 수 있는 일

컨디션은 정규분포를 그리지 않는다. 좋은 경우는 드물고 안 좋은 경우는 많다. 나는 회원의 컨디션에 따라 그날의 목표와 프로그램을 조정한다. 어떤 프로그램을 들고 가든지 간에 우선시해야 하는 건 당신의 오늘 컨디션이다.

전날 잠은 잘 잤는지, 오늘 밥은 언제 먹었는지, 하루 중 당신을 고갈시키는 일이 있었는지, 그래서 지금 기분은 어떤지에 대한 대화로 운동에 쓸 수 있는 에너지를 파악한다. 그리고 그것보다 조금 더 에너지를 소진

시키고 보낸다. 운동이 끝났을 때는 피로가 남겠지만 먹고 자고 일어나면 회복할 수 있는 만큼이다. 회복할 만큼 조진다.

회복 과정이 곧 성장이다. 힘들기만 하고 성장하지 않는다면 노동이지, 트레이닝이 아니다. 운동에 몸을 맞추는 게 아니라 몸 상태에 따라 운동이 바뀌어야 하는 게 맞다.

체력을 향상하고 건강을 얻고 싶다면 지쳐서 쓰러질 만큼 운동하는 것이 아니라, 다양한 강도를 경험하고 최선의 회복이 가능한 정도를 찾아야 한다. 삶과 일에 지장을 줄 만큼 과한 피로를 만들지는 않으면서 운동의 재미를 느끼는 정도를 찾아야 한다.

이는 모두 당신이 현재 몸 상태를 파악하는 것에서부터다. 몸 상태는 아무리 유능한 트레이너여도 직접 자신이 느끼는 것보다 정확하게 알 수 없다. 그래서 당신은 자신의 가장 좋은 트레이너가 될 수 있다. 당신이 어떤 기분이고, 어떤 피곤함이 있는지, 어디가 아픈지 아는 것에서 운동은 시작된다.

운동은 복리 적금식이다. 한두 달 만에 적금을 깨고 불어난 원금을 기대할 수 없다. 이때 적금을 깨더라도 불어난 원금을 기대할 수 있는 경우가 있는데, 이는 원금 자체가 큰 경우다. 내가 가진 자원이 풍부하고 이를 적극적으로 투입할 수 있는 환경이라면 단리로 굴려도 원금은 크게 늘어난다. 내 체력의 규모가 크다면 운동에 적극적으로 체력을 투입해도 된다. 또 체력이 충분하기에 금세 몸을 회복할 수 있다.

당신의 체력은 고강도 운동에 적극적으로 참여할 만큼 충분한가? 현재 가진 체력이 하루를 근근이 버텨내는 정도인데 운동으로 큰 소진을 만든다면 하루의 질이 크게 떨어진다. 결국 운동을 그만둘 수밖에 없다.

체력을 키우고 싶어 하는 사람은 지금 투입할 수 있는 자원의 규모를 아는 게 먼저이다. 운동을 지속하는 일은 작은 원금이라도 원금을 쌓아가는 일이다. 저축과 운동의 가장 큰 차이가 있다면 운동은 월복리나 연복리가 없다는 점이다. 일복리로 커진다.

그렇게 당신의 생에 운동의 자리를 만들고 지키다 보면 원금에 복리의 마법까지 시간이 해결해 준다. 금수저가 아니어도 돈을 모으고 근수저가 아니어도 근육을 쌓아갈 수 있다. 당신이 현재 상태에서 회복할 정도의 운동 강도를 찾는 것에서 시작해 체력을 쌓아가면 되니까.

회복을
훈련하기

　고강도 운동의 경우 운동이 힘든 만큼 쉬는 시간을 충분히 가진다. 예를 들면 100킬로그램을 한 번 들고 2분 쉬는 식이다. 운동 시간은 몇 초인데 쉬는 시간은 몇 분이다. 이 휴식은 한 세트를 진행하고 갖는 쉬는 시간이다. 한 번에 3세트 했다면 세트 사이에 두 번의 쉬는 시간이 있다. 1세트가 끝나면 쉬고, 그다음 2세트가 끝나면 또 쉰다.

　쉬는 시간이 부족하면 운동이 진행되지 않는다. 쉬어야 다시 할 수 있다. 다음 세트를 더 하기 위해 회복할 시간을 주는 것이다. 중강도 운동에서도 마찬가지이다. 쉬는 시간이 조금 줄어들 뿐, 쉬어야 다음 세트를 할 수 있다. 몸이 회복을 하고 적응을 하면, 피로는 가신다. 피로가 끊임없이 지속되고 삶의 많은 부분에서 저하가 나타난다면 쉬지 않아 몸이 회복되지 않는 상태일 확률이 높다.

한 시간의 운동에도 이렇게 열심히 쉰다. 운동을 열심히 하니까 쉬는 것이지, 자신은 그렇게 살지 않으니 쉴 필요가 없다고 생각하는 사람이 있을 수 있다. 운동으로 인한 스트레스뿐만 아니라 불안감, 두려움, 기대에 부응하는 것 등은 모두 피로를 증가시킨다. 애석하게도 불안한 사람일수록 불안감에 의한 몸과 기분의 변화가 크다. 즉, 불안을 잘 느끼는 사람이면 불안을 덜 느끼는 사람보다 하루가 더 힘든 '훈련'이 되는 것이다.

이러한 현상은 여성에게 더욱 두드러지게 나타난다. 당신의 하루 중 불안하고 두렵고 기대에 부응하기 위해서 노력한 시간이 있다면 이는 훈련이 맞다. 이미 종일 훈련하며 살기 때문에 운동이라는 추가적인 스트레스를 주기 전에 원하지 않는 훈련량을 줄이는 방법을 찾고 휴식하며 회복하는 것을 우선시해야 한다.

종일 훈련으로 가득한 당신의 24시간 중 휴식 시간은 얼마나 되는가? 잠은 잘 자고 밥은 잘 먹는가? 오랫동안 힘들게 살아와서 지금이 힘든지도 모르는 게 아닌가? 하루의 강도는 어땠는가? 오늘은 총 '훈련' 몇 세트가 있었는가? 세트 사이에는 잘 쉬었는가? 세트가 끝나고는 충분한 휴식을 취했는가?

당신은 자신의 자리에서 퍼포먼스를 내고 있다. 이 퍼포먼스를 유지하고 향상하려면, 불안에 잠식당하지 않고 불안의 파도를 타며 앞으로 나아가려면 일하는 중간에도 쉬고 일이 끝나고도 쉬어야 한다. 회복할 수 있는 스트레스는 유익한 스트레스이다. 자신에게 회복할 여유를, 쉴 틈을 만들어주었으면 한다.

휴식 연습을 위해서 꼭 해야 하는 첫 번째 운동은 호흡이다. 잘만 하면 하루에 약 2만 번의 운동을 할 수 있다. 아무 생각 없이도 할 수 있어서 운동인 줄도 모르고 배워야 하는 것인지도 모른다. 쉼의 이득을 얻으며 호흡하는 방법을 다음과 같이 해보자.

앞으로 나오는 모든 호흡법은 코로 들이쉬고 입으로 내쉰다. 코는 호흡을 위해 만들어진 유일한 기관이며 호흡을 위한 필터를 지닌 기관이다. 또한 코로 들이마실 때 코의 꺾인 구조가 폐의 하부까지 호흡을 전할 수 있는 압력을 만들어준다. 입으로 숨을 쉬면 폐의 상부만을 사용하며 호흡하게 된다. 상부만 사용하면 폐가 가진 용적의 채 30퍼센트도 쓰지 못한다. 호흡에서 가장 먼저 회복해야 하는 것은 '코호흡'이다.

호흡할 때는 편안한 상태를 찾아서 그 상태를 유지하는 것이 도움이 된다. 앉은 상태라면 바른 자세를 유지하려 애쓰지 않아도 된다. 되도록 의자에 머리부터 허리까지 기댄 상태로 진행하는 것이 낫다.

누운 상태라면 팔은 가볍게 엉덩이 옆쪽에 두고 손바닥이 하늘을 향하게 놓는다. 다리는 모으려고 애쓰지 않아도 괜찮다. 뒤꿈치를 멀리 둔다고 생각하고 몸을 길게 늘인 상태에서 진행하는 것이 좋다. 몸이 긴장을 풀도록 몸을 편하게 둔 상태에서 연습하자.

이완에 도움 되는 5:5 호흡법.

애플워치, 갤럭시워치 모두 5:5 호흡이 기본으로 설정되어 있다. 스트레스받는 상황에서는 들이쉬는 호흡을 크게, 내쉬는 호흡을 짧게 한다. 이런 호흡이 유지되면 이산화탄소 배출이 원활하지 않아 몸의 전해질 균형이 깨진다. 이는 신체 전반의 기능을 저하시키는 결과를 만든다.

충분히 들이쉬고 충분히 내뱉는 호흡을 통해서 산소가 전신으로 운반되고 이산화탄소가 원활히 배출되도록 연습해 보자. 인간이 가진 본래의 호흡 패턴과 유사하게 호흡하도록 하는 것이다.

1. 숨을 5초 동안 들이쉰다.

2. 그다음 5초 동안 내쉰다.

3. 5:5 호흡이 너무 쉽다면 입을 동그랗게 오므리고 숨을 내쉰다(풍선을 분다고 생각하고 내쉬면 된다).

4. 이것도 쉬워지면 호흡을 내쉰 후에 3초 정도 숨을 멈추고 다시 들이마신다.

5. 그다음 숨을 공들여서 내쉬고 잠시 3초 정도 멈추고 반복한다.

스트레스에서 회복한 경험은 당신이 더 큰 스트레스를 받을 상황에서 벗어나는 데 도움이 된다. 익숙하지 않은 일은 당신에게 스트레스가 된다. 더 새롭고 더 모험적인 일을 할 때 이 적응의 경험이 당신에게 단단한 기반이 되어줄 것이다. 쉬는 시간을 갖는 일은 회복을 위해 불가결하다. 짧은 휴식만으로도 몸이 회복되도록 쉼을 연습해 보자.

잠 좀 잘 잤으면
좋겠다

가장 부러운 사람이 머리만 대면 자는 사람이다. 잠드는 게 어려운 사람으로서 진심으로 부럽다. 내일 할일을 생각하느라 머리가 복잡하고 오늘 한 일들도 괜히 한 번 더 되짚어 보면서 잘잘못을 따지느라 잠드는 게 어렵다. 심각한 상태였을 때는 대학원을 다니면서 저녁에는 트레이너로 일했다. 그리고 빅데이터 관련 창업을 했다. 창업은 아이디어만 가지고 덜컥 한 것이어서 처음부터 공부해야 하는 상황이었다. 아이디어만 있는 대표를 믿어주는 팀원도 셋이나 있었다.

갑자기 직업이 세 개가 되었다. 노트를 일곱 권을 썼다. 아무리 적어도 정리가 안 되었다. 자려고 누워서 내일 할 일들의 순서를 따지다 보면 해가 떴다. 그렇게 소진된 채로 하루를 살고 일에 스스로를 묻었다. 반년 정도 지속되니 내가 누군지, 왜 사는지도 잘 모르겠는 상태가 되었다.

그리고 정신과 병원을 다니며 1년 정도 약을 먹었고 현재는 안정적으로 독립한 상태다. 사람은 생의 삼분의 일은 자야 한다. 8시간이 무리라면 7시간은 사수해야만 한다. 방전으로 하루를 마쳤다면 충전이 완료된 상태에서 하루를 시작하도록 공들여서 자야 한다.

더 잘 자기 위해서는 어떻게 해야 할까? 수면 질을 높이기 위해서 할 수 있는 일은 무엇이 있을까? 수면 시 자세는 무의식의 영역이기에 의식적으로 노력한다고 해도 크게 달라지지 않는다. 대신 의식이 있는 동안 좋은 자세를 유지한다면 자는 자세도 같이 좋아진다. 하지만 당신은 좋은 자세를 계속 취할 체력이 없다. 틈틈이 운동할 여유도 없을 것이다. 그렇다면 자기 전에 한

번이라도 근육이 편하게 있도록 이완하는 시간을 가지는 것이 대안이 된다.

직전에 나온 5:5 호흡을 해도 좋고, 폼롤러를 사용해도 좋다. 단언컨대 폼롤러는 21세기의 발명품이고 좌식 생활의 구원이다. 긴 폼롤러가 90센티미터 정도이다. 폼롤러를 세로로 두고 엉덩이 골부터 뒤통수까지 모두 닿도록 폼롤러에 눕자. 눕기만 해도 된다. 폼롤러에 척추가 지지되고 중력에 의해 어깨가 바닥으로 떨어진다. 자연스럽게 가슴을 펴는 자세를 할 수 있다. 정 힘들면 집에 들어와서 겉옷만 벗어두고 바로 폼롤러에 눕자. 하루 중에 웅크린 시간이 많으면 많을수록 폼롤러가 잘 자고 잘 회복하는 데 도움이 될 것이다.

가슴 쪽 근육이 짧아지면 머리로 연결되는 신경과 혈관을 압박한다. 그리고 대개 업무는 팔을 가슴 앞에 두고 하기 때문에 모두 짧은 가슴 근육을 가지고 머리로 가는 혈류를 제한하며 산다. 가뜩이나 힘든데 머리도 안 돌아가는 환경에서 애쓴다. 그러니 자기 전만이라도 가슴을 펴게 하자. 1분이 당신이 잠든 수 시간 동안 회복을 도와줄 것이다.

운동은 대체로 언제든 하면 좋다. 그러나 질 좋은 수면을 위해서는 최소 수면 4시간 전에 운동과 식사를 끝내야 한다. 제때 잠들기 위해서는 아침에 햇빛을 받는 등 각성할 수 있는 환경을 만들고, 저녁에는 수면 압력이 커지도록 빛을 줄이는 등의 노력이 필요하다. 각성이 한번 일어나면 4시간 정도에 걸쳐서 서서히 줄어든다. 따라서 자기 4시간 전에는 운동이나 업무를 하는 등 큰 자극을 주지 않는 것이 좋다.

늦은 밤에 운동하는 것의 효용이 있는지 연구를 찾아보니 한 편의 논문이 나왔다. 원정 경기를 하는 운동선수의 경우 시차 적응을 위해서 심야 운동이 효과적일 수 있다고 한다. 그러니 이와 같은 상황이 아니라면 심야에 운동할 이유가 없다.

잡생각에 도움 되는 호흡법.

이 호흡법이 잡생각을 없애주는 것은 호흡법 자체가 집중을 요하고 꽤 힘들기 때문이다. 점진적으로 단계를 높여가며 진행할 수 있으며, 1세트만 해도 좋은 기분으로 잠들 수 있다. '윔호프 호흡법'이라고도 한다. 윔 호

바쁜 사람은 단순하게 운동합니다

프가 만든 것으로 면역력을 증대하는 데 탁월한 효과가 있다고 알려졌다. 유튜브에 '윔호프 호흡법'을 검색하면 내레이션과 함께하는 가이드가 있다. 가이드를 따라 해보자(자막도 있다).

1. 들이쉬고 내쉬는 호흡을 강하고 빠르게 30번 한다.
2. 크게 들이쉬고 크게 내쉰 후 60초 숨을 참는다.
3. 들이쉬고 15초 숨을 참는다.

1번부터 어지럽거나 손이 저리는 등 불편할 수 있다. 그런 경우 무리하게 진행하지 말고 횟수와 시간을 줄여서 한다.

폼롤러를 해도 좋고, 호흡법을 해도 좋다. 안 하던 일을 하는 것은 스트레스라고 1장에서 언급한 바 있다. 무엇을 하든 몸을 위한 긍정적인 스트레스를 만드는 과정이니, 이에 적응해 더 건강하고 활력 있게 살아갈 자신을 기대하면서 했으면 한다. 둘 다 안 하는 것은 선택지에 없다. 둘 중 하나는 꼭 해야 한다.

징벌적 운동 대신
회복을 위한 식사

"점심 드셨나요?"

"네, 커피 마셨어요."

커피는 식사가 아니다. 부족한 열량은 자세에도 영향을 준다. 당신의 몸에 에너지가 없는데 뇌는 계속해서 에너지를 사용해야 한다면 몸은 생명 활동에 필요한 조직을 제외하고 하나씩 셔터를 내린다. 근육도 빠르게 불이 꺼지고 자세는 이에 영향을 받게 된다.

자세뿐만 아니라 근수축을 요하는 모든 움직임이 더

바쁜 사람은 단순하게 운동합니다

디게 나타난다. 근수축 없이 가능한 동작은 없다. 송장 자세에서 열심히 생각하는 것 정도가 전부이다. 잘 살기 위해서는 잘 챙겨 먹어야 한다.

특히나 운동하는 사람은 더욱 신경 써서 먹어야 한다. 무작정 체중을 줄이겠다고 운동하고 절식하는 것은 방법이 되지 않는다. 건강할 때는 건강하니까 잘 챙겨 먹으면서 운동하고, 건강하지 않을 때는 건강하지 않기 때문에 잘 챙겨 먹으면서 운동해야 한다. 빈약한 식이는 어떤 이득도 없다.

놀 땐 놀고 할 땐 하는 게 일류다. 놀면서도 불안하고 하면서도 즐겁지 않다면 뭔가 잘못되고 있는 것이다. 체중 감량을 위한 운동을 하는 대부분 사람은 일단 먹고 '회개' 운동을 하는 시기가 온다. 식욕은 터지고 참을 수가 없어서 먹긴 했는데 먹어도 기쁘지 않고 마음이 영 불편하다. 그래서 칼로리를, 죄책감을 덜어보겠다고 운동한다.

칼로리 소비를 위한 운동을 했으므로 운동이 끝나고는 빈약한 식단을 이행한다. 이 사람이 잠은 잘 잘까?

배가 고파서 잠을 설치거나, 밤늦게 뭐라도 먹거나 둘 중 하나일 확률이 높다. 제대로 먹지도 자지도 못한다.

대체 무엇을 위한 운동이고 식사인가. 이런 식으로 자신을 스스로 벌주지 않아도 된다. 열심히 운동했으면 그만큼 회복에 더 투자해야 한다. 그래야 운동한 만큼의 성장이 나타난다. 넘치게 운동하고 빈약한 식이를 먹는 것은 자신에게 벌을 주는 과정일 뿐이다.

운동은 벌이 되어선 안 된다. 당신이 아침에 눈을 뜨고 몸을 일으키는 과정을 벌로 시작할 것이 아니라면 운동으로 자신을 벌하는 것은 멈춰야 한다. 나는 장난으로라도 '제대로 못 했으니까 1세트 더 하세요' 같은 말은 하지 않는다. "너 잘못했으니까 운동장 열 바퀴 돌아"라는 말은 애초에 틀려먹었다. 잘못을 했는데 왜 운동장을 열 바퀴 도는 것인지. 도리어 잘못한 사람에게 주어지는 벌은 등받이 없는 의자에 10시간 앉아 있기가 더 적확하다. 운동은 벌이 될 수 없으며, 식사 또한 벌이 되어서는 안 된다.

하루의 즐거움이 맛있는 음식을 먹는 데 있다면 이를

사수하자. 당신에게 선명한 즐거움을 주는 일을 포기하지 않았으면 한다. 다만 멀리 떨어진 맛있는 음식을 찾아갈 수 있도록 건강한 몸을 만들자. 당신이 즐거운 일을 생각하며 더 많이 움직였으면 좋겠다.

버스 정류장 네다섯 개 거리에 있는 맛집을 걸어가는 일이 즐겁기를 바란다. 초행길을 헤매도 지치지 않고 가게까지 가는 데 신나는 마음을 유지하기를 바란다. 움직임을 줄이고 입에 닿는 음식을 제한하는 대신에 더 많이 움직이고 더 신나게 잘 먹자.

단백질 수영장에서
수영하기

한국인으로 살면 탄수화물 바다에서 수영하며 살 수 있다. 코앞에 바다가 있어서 집에 딸려 있는 단백질 수영장은 영업 종료한 지 오래다. 탄수화물을 줄이는 것도 중요한 방향이지만 그보다는 단백질을 어떻게 채울지를 고민하는 편이 낫다.

단백질은 근육을 만드는 것뿐만 아니라 근육의 에너지원으로 사용되며, 효소를 만들고 면역 물질을 만드는 등 몸의 기능 전반에 영향을 미친다. 또한 탄수화물로만 구성된 식사를 할 경우 발생할 수 있는 혈당의 큰 변

바쁜 사람은 단순하게 운동합니다

화를 막아주고, 탄수화물보다 포만감이 길게 느껴지기에 점심과 저녁 사이의 긴 시간 동안 기분이 유지되도록 도움을 준다.

운동하지 않는 사람의 경우 하루 권장 단백질 섭취량은 체중 1킬로그램당 1그램이다. 60킬로그램이라면 60그램의 단백질 섭취를 권장하는 것이다. 두부를 100그램 먹었다면 단백질은 8~9그램 정도 된다. 닭 가슴살 100그램의 단백질은 23~24그램 정도이다. 60그램의 단백질을 두부로만 섭취하기 위해서는 1킬로그램 정도 먹어야 하고, 닭으로만 섭취하기 위해서는 250그램을 먹어야 한다.

체중 1킬로그램당 1그램은 운동하지 않는 사람 기준이고, 하루에 먹는 양이다. 운동하는 사람이 닭고기를 많이 먹는 것은 단백질 함량이 높고, 구하기 쉽고, 싸기 때문이다. 소고기를 먹어도 되고, 회를 먹어도 된다. 다만 매일 충분하게 먹으려면 돈이 많이 든다.

운동하는 사람이라면 권장 단백질 섭취량은 체중 1킬로그램당 1.5그램에서 2그램까지 늘어난다. 남자 엘리트 보디빌더는 2.5그램에서 3그램까지 먹는다. 90킬로그램의 보디빌더가 체중 1킬로그램당 3그램을 먹는다고 하면 하루에 단백질 270그램을 먹어야 한다. 닭가슴살만 먹는다고 했을 때 하루에 닭을 1킬로그램 먹는 것이다.

이런 경우에는 단백질 파우더가 대안이 된다. 인간이 액체로 된 칼로리를 섭취한 지는 얼마 되지 않았다. 씹어야 포만감이 다 전해진다. 방법이 없다면 대안이 되지만 파우더로 모든 단백질을 섭취하는 것은 권장하지 않는다. 식이로 우선 채우고 부족한 부분을 파우더로 대체한다.

그러면 언제 먹어야 할까? 단백질은 섭취 타이밍보다 보유량이 더 중요하다. 하루 전체에 걸쳐 균등하게 섭취하는 것이 합성을 최대화한다. 아미노산풀이 고갈되지 않도록 하는 것이 더 중요하기에 삼시 세끼 꾸준히 나눠서 먹고 계속해서 단백질 수영장에 물이 찰랑거리는 환경을 만들어주어야 한다.

아침에 출근하기 전 계란과 두부처럼 단백질이 많은

식품을 먹고 간식으로 먹을 수 있는 프로틴 바, 전자레인지에 데워 먹는 닭 가슴살을 가지고 다니는 것이 좋다.

나는 아침을 꼭 먹어야 하는 사람이다. 아침을 잘 차려 먹으면 좋겠지만 출근 준비하느라 아침이 정신 사납기는 마찬가지이다. 그래서 여유가 없는 날에는 프로틴 바를 챙겨 나간다. 그리고 커피랑 같이 먹는다. 프로틴 간식은 대체로 굉장히 달기 때문에 커피랑 먹으면 궁합이 잘 맞는다. 공복에 커피를 마셨던 수많은 날에 미안할 만큼 괜찮은 조합이다.

프로틴 바마다 단백질 함유량은 다양한 편이다. 프로틴 바라면서 단백질이 5그램도 안 들어 있는 것들도 있다. 높은 함유량을 가진 프로틴 바는 20그램 이상 단백질이 들어 있다. 커피와 함께 오늘 먹을 단백질의 삼분의 일을 섭취하며 하루를 시작할 것이다. 단백질이 충만한 아침을 원한다면 한번 시도해 보았으면 한다.

손 하나
까딱 못 하겠을 때

손 하나 까딱 못 하겠을 때가 있다. 눈만 끔벅거리면
서 침대에서 뒤척인다. 뒤척이다 휴대폰을 한다. 알고
있는가? 이미 손은 까딱했다. 손 하나 까딱 못 하겠을
때도 당신은 까딱거리며 살고 있다. 너무 괴로운 순간
에도 움직이며 버틴다. 버티며 사는 것은 정적이지 않
다. 서 있기 위해서 온 힘을 다해야 할 때도 있다.

발목을 다치고 대학에 들어가기도 전에 스포츠심리
학 전공으로 대학원에 가겠다고 마음먹었다. 한 발짝 뗄

바쁜 사람은 단순하게 운동합니다

힘도 없는 사람에게 힘을 주었으면 하는 마음이 전부였다. 언젠가 병원과 협력해서 마음이 아픈 사람이 몸도 건강해지도록 도와주는 사람이 되고 싶었다. 학부를 마치고 대학원에 씩씩하게 들어갔다. 한참 잘못된 생각이었다. 지도 교수는 관심이 없었고, 나는 하찮았다.

스포츠심리학과 임상심리학은 너무나도 먼 거리에 있었다. 그래도 공부는 열심히 했다. 스포츠심리학이 운동에 참여하는 사람에게 기여하는 바가 무엇인지 계속해서 찾았다. 그리고 손 하나 까딱 못 하겠는 사람도 할 수 있는 검증된 방법을 하나 소개하려고 한다.

인간은 참으로 게으르고 멋진 존재다. 언제나 방법을 찾는다는 점이 가장 멋지다. 멋진 인류는 단 1센티미터도 움직이지 않고 근력을 늘리는 방법을 찾아냈다. 근거도 명확하고 관련 연구는 계속해서 나오고 있다. 방법은 간단하다. 눈을 감고 구체적으로 자신이 운동하는 장면을 반복해서 상상하면 된다. 상상만으로도 운동할 수 있다. 이를 스포츠심리학에서는 '심상 훈련'이라고 한다.

심상 훈련은 타이거 우즈, 로저 페더러 같은 운동선

수뿐만 아니라 질병에서 회복하는 환자까지 다양하게 활용된다. 일반인을 대상으로 한 연구 결과, 심상 훈련을 한 그룹은 심상 훈련을 하지 않은 그룹보다 근력이 30퍼센트 증가했다. 이 연구뿐만 아니라 수많은 연구를 통해서 심상 훈련이 실제로 움직이는 훈련 못지않게 근력을 증가시키는 것을 확인할 수 있다.

움직이지 않아도 근력이 향상한다니, 어떻게 이런 일이 가능할까? 실제로 움직이는 것과 상상으로 움직이는 것은 동일한 방식으로 근육을 향해 간다. 다만 신체의 위치 변화가 발생하지 않을 뿐이다.

상상하는 동안 나타나는 신경전달 경로는 움직임이 발생할 때와 정확히 같다. 신경전달이 반복되면 근신경계의 강화가 나타난다. 이는 웨이트 트레이닝뿐만 아니라, 수영과 테니스, 체조 등 다양한 스포츠 활동에서도 동일하게 나타난다.

이 놀라운 사실로 당신은 한 치도 움직이지 않으며 운동할 수 있게 되었다. 다시 말하면, 어떤 상황에서도 운동할 수 있는 방법을 알게 되었다.

바쁜 사람은 단순하게 운동합니다

삶의 지면이 크게 흔들리는 상황에서는 쉬운 일조차 어렵게 느껴진다는 것을 알고 있다. 그래서 아무 힘도 없을 때 할 수 있을 만한 운동을 이야기했지만, 이조차 어려운 상황은 계속 있을 것이다. 그래도 심상 훈련은 당신에게 최후의 보루이자 변명의 여지가 되어줄 것이다. 손 하나 까딱할 수 없는 때에도 할 수 있는 일이 있다는 것이 당신에게 응원이 되었다면 충분하다.

상황이 여의치 않아서 운동을 상상하는 일조차 버겁다면 전자 기기는 내려놓고 멍 때리면서 쉬면 된다. 부담스러운 운동은 내려두었으면 하는 마음에 적어둔 방법이 당신을 다시 어렵게 만들지 않기를 바란다. 쉬어야 할 시간이라고 생각되면 편히 쉬고, 움직이고 싶다면 가볍고 산뜻한 마음으로 움직이자.

몸에 좋은
업무 환경 만들기

인체는 매번 경탄스러울 만큼 효율성을 추구하는 방식으로 움직인다. 습관이 대표적 예이다. 인체는 인지적 자원을 절약하기 위해 매일 또는 자주 하는 일을 습관으로 만들어 자동화한다.

이 과정을 통해서 크게 의식하지 않아도 할 수 있는 일이 생긴다. 근육과 움직임 또한 이와 같은 방식으로 에너지를 절약한다. 인체는 당신이 자주 하는 움직임을 기억하고 큰 소진 없이 바로 움직이도록 준비된 상태로 있는다.

익숙해진 움직임은 팔 차선 고속도로와 같다. 같은 방식으로 움직이는 일은 동일한 신경전달을 만들며, 신경이 전달되는 길은 점차 두껍고 강해진다. 이 적응은 큰 자극 없이도 자동화된 움직임을 가능하게 한다. 인지적 에너지를 적게 쓰기에 당신이 힘에 부쳐할 때 더욱 빛을 발한다. 힘에 부치면 부칠수록 몸은 더욱 효율적으로 에너지를 관리해 준다.

당신이 업무할 때 자동적으로 취하는 자세는 업무에 집중할 수 있는, 가장 효과적이고 에너지 소모가 적은 자세일 확률이 높다. 신경 쓰지 않아도 되는 자세를 취해야 신경 써야 되는 일에 집중한다. 이는 몸이 당신을 고갈시키지 않고 당신이 하고자 하는 일을 완료하도록 돕는다. 그러나 이 습관이 통증을 강화할 수 있다. 매번 움직이던 대로, 일하던 대로 편한 자세를 찾아간다면 습관이 몸을 아프게 할 것이다.

자세를 조절한다는 것은 이미 자세에 주의와 집중을 쏟고 있다는 것이다. 자세에 계속 신경을 쓰면서, 근육에 올바른 움직임을 알려주면서 업무에도 집중하는 것은 초심자에게 너무 어려운 과제이다.

머리 위치를 잡는 데만 해도 인지적 자원을 대부분 사용하게 되는데 거기에 목과 어깨의 위치, 골반과 엉덩이의 위치, 무릎과 발의 위치까지 다 조절하는 것은 과도한 소모를 만든다. 똑똑한 몸은 당신을 그런 위협적인 상황에 두지 않을 것이다. 따라서 보조적 수난이 필요하다. 의지는 한정적 자원이고, 고갈될 경우 잘하던 일까지도 영향을 준다. 의지만으로 부족할 때는 환경을 바꾸는 것이 낫다.

책상과 의자 등 직접적으로 몸이 닿는 사물의 높이를 조정할 때는 발과 팔꿈치를 기준으로 한다. 근육이 너무 쉬거나 과도하게 일하지 않도록 가볍게 발이 닿고 가볍게 팔이 닿으면 된다.

예를 들면 책상 위에 팔뚝이든 팔꿈치든 내려놓아져 있어야 한다. 책상에 팔이 닿지 않으면 근육이 팔을 계속 들고 있어야 하고, 이는 과도한 피로를 만든다. 의자는 당신의 코어 근육이 끊임없이 일하지 않도록 척추 커브를 지켜주며 지지해 주는 것으로 사용하자. 엉덩이를 의자 끝까지 넣고 앉았을 때 허리와 등이 불편하지 않게 지지되는 것이 가장 좋다.

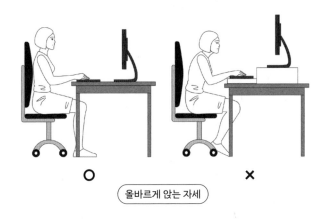

올바르게 앉는 자세

가구는 대체로 남성을 기준으로 만들어지므로 여성의 경우 기본형을 바로 사용하면 문제가 생길 확률이 높다. 앞으로 여성이 표준인 가구가 더 많아질 것이다. 그 전까지는 가벼운 조절로 몸에 맞게 사용하자. 또한 팔꿈치가 너무 무겁게 닿아서 어깨가 움츠러들거나, 앉은 상태에서 무릎이 너무 많이 굽혀진다면 몸에 비해서 사물이 낮은 상태이니 높이를 높여야 한다.

머리 위치는 너무나도 주요하기에 시선이 머무는 모

니터 또한 고개를 숙이거나 젖히지 않도록 높이를 맞춰 놓는 것이 좋다. 거인이 머리를 위로 잡아당긴다고 생각하고 척추를 늘여놓은 상태에서 발은 바닥에, 팔꿈치는 책상에 가볍게 닿아 있는지 확인한다.

모니터는 눈의 정면이나 5~10도 아래에 위치하도록 조절하지. 모니터를 가로로 삼등분해 상단과 중간 단이 정면으로 보이도록 맞추면 된다.

최소한의 지식

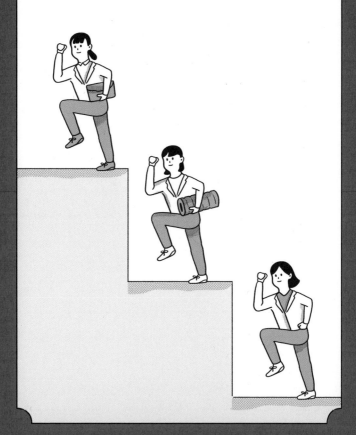

자신의 성격을 알고 있는 사람이 참 많다. 자신이 어떤 생각을 하고 어떤 기질을 지니는지, 또 이러한 성격이 삶에 어떤 영향을 미칠지 궁금한 게 당연하지 싶다. 그런데 궁금하기로 치면 내가 어떻게 살아 있는지가 으뜸이 아닌가? 숨은 그냥 쉬어지고 대충 먹고 대충 자는데 잘 살아 있다. 어찌어찌 몸은 움직여지고, 운동도 하려고 마음먹으면 할 수 있을 것 같다. 대체 어떻게 이게 될까?

성격을 궁금해하는 만큼 몸을 궁금해한다면, 자아를 탐색하는 대신 그저 움직인다면 단언컨대 더 넓고 편안한 세상에 가까워질 수 있다. 펜을 잡고 글을 적는 모든 과정은 움직임을 포함하고, 모니터를 보고 타이핑하는 동작에도 근육의 수축과 이완이 반복된다. 멋진 목소리를 가진 사람이 성대의 떨림을 만들어내지 않고 노래를 부를 수 없는 것처럼, 아무리 멋진 생각을 한다 해도 표현하지 않으면 그 가치는 전달되지 않는다.

당신을 당신답게 만드는 것은 소란한 머릿속이 아니라 표정과 어투와 태도 같은 것이며, 이는 모두 근육의 움직임을 동반한다. 당신은 움직이기 때문에 당신으로 살아갈 수 있다. 그러니 몸이 어떻게 기능하는지 한번 들여다보았으면 한다. 좋은 움직임을 배워보자. 그리하면 나답게 매일을 살아가도록 전폭적인 지지를 보내는 아군을 얻을 것이다.

참치 뱃살보다
좋은 것

이렇게 뱃살이 많을 거면 참치로 태어날 걸 그랬다. 값비싼 참치 뱃살보다 부러운 건 바로 시야이다. 인간의 눈은 정면에 두 개가 달렸다. 그리고 시각은 전체 감각 중 가장 큰 비중을 차지한다.

우리는 눈에 의존해 세상을 본다. 최선을 다해 모니터를 보고, 집중하면 집중할수록 머리는 앞으로 간다. 거북목과 둥근 어깨가 생기는 이유이고, 눈이 앞에 달린 탓이다. 어쩌다가 조금만 한눈팔면 고개가 앞으로 쏟아지게 태어나서 자꾸 어깨가 아프고 목이 아픈 것이다.

게다가 머리는 신체 부위 중에 가장 무겁다. 머리가 앞으로 쏠아지면 허리 부담이 40퍼센트 증가하며(정확히는 추간판) 허리 통증을 발생시킬 수 있다. 당신의 목과 어깨, 허리가 아픈 것은 당신 탓이 아니다. 다만 인류의 신체가 좌식 생활을 하기에 적합하지 않을 뿐이다.

그럼 어떻게 해야 할까? 정면에 눈이 두 개 달린 채로 태어나서 일하며 살아야 하는데 무거운 머리를 가진 죄로 목과 어깨, 허리가 계속 아파야 할까? 눈이 앞에 달린 채로 태어난 것은 어쩔 수 없지만, 다행히 당신은 의지대로 뼈를 움직일 수 있다. 근육을 움직여 머리 위치를 바꿀 수 있다.

뼈 위치를 변화시키는 일은 당신이 알고 있는 뽈록뽈록 근육이 하는 주된 업무다. 이 근육을 골격근이라고 하며, 당연히 머리와 목 주변에도 붙어 있다. 당신이 옆을 보고 바닥을 내려다보고 하늘을 올려다보도록 근육이 움직임을 만들어준다. 머리가 아무리 무거울지언정 당신은 머리 위치를 조절하는 근육 또한 가지고 있다.

　바쁜 사람은 단순하게 운동합니다

척추옆굽음증(척추측만증)의 원인은 크게 두 가지로 나뉜다. 선천적으로 발생한 경우와 후천적으로 위치가 변하는 경우이다. 후자는 근육 불균형으로 발생한다. 근육은 대체로 좌우에 대칭으로 있다.

습관적으로 다리를 꼬는 등 한 방향이 우세한 자세나 행동이 쌓이면 왼쪽과 오른쪽에 있는 근육의 힘이 달라지면서, 더 센 근육이 있는 쪽으로 뼈가 움직인다. 이 과정으로 뼈가 원래 있어야 할 위치에서 벗어나고 주변 조직에 압박을 가해 통증이 생기게 된다(이는 모든 병변의 원인이 아니다. 통증에 관한 정확한 진단을 위해서는 현대 의학의 도움을 받아야 한다. 병원에 가서 검사를 받고 의사에게 정확한 병명을 듣는 것이 가장 바람직하다).

당신이 아무리 약골이라도 인간이라면 골격근을 육백 개 넘게 지니고 있다. 근육을 움직이지 않는다고 해서 하나씩 소멸되어 근육이 오백 몇 개가 되거나 하는 일은 일어나지 않는다.

골격근 외에도 근육은 심장을 뛰게 하고(심근), 내장과 혈관을 움직인다(내장근). 심근과 내장근은 우리가 움직이라고 명령한다고 움직이는 근육은 아니다. 이 또한 축복이다. 쉴 틈 없이 움직이는 심장과 혈관, 위, 자궁 등을 의식적으로 움직여야 했다면 혈류를 공급하고 소화하고 배변하는 과정에 이미 모든 에너지를 소진했을 것이다.

비록 인간의 눈이 정면에 달려서 좌식 생활을 할 때 목과 어깨에 불편함을 주지만 당신은 이 모든 불편함을 바로잡을 근육이 있다. 움직이고 싶다면 언제든 동행할 골든 레트리버 같은 근육이 기다리고 있다. 하고 싶은 일이 있다면 하면 된다. 근육은 당신이 원하는 움직임을 하도록 언제나 존재한다.

바쁜 사람은 단순하게 운동합니다

우리가 웨이브를 타며
걸었더라면

웨이브를 타며 걸었다면 어땠을까? 단언컨대 척추 질환의 발병률이 십분의 일은 줄었을 것이다. 척추는 앞뒤로도 움직이고 좌우로도 움직이고 회전도 할 수 있다. 원래 기능대로 움직이면 우리는 척추를 구부리고 펴며 자연스럽게 웨이브를 탈 수 있다.

그런데 대부분 시간을 앞으로 굽히고 살아간다. 다들 앞으로밖에 못 움직이는 사람처럼 산다. 이 삶에 적응이 되면 거북목과 둥근 어깨, 편평등과 요추전만(또는 후만) 등 통증으로 연결되는 최단 거리 위에 안착했다고 볼 수 있다.

통증과 멀어지려면 어떻게 해야 할까? 척추의 본래 기능대로 움직이면 된다. 기지개를 켜고, 뒤도 쳐다보며 자유롭고 안전하게 움직이도록 본래 지닌 움직임을 복습하면 된다.

머리에서 골반까지 연결된 척추는 목과 등, 허리를 이어준다. 정상적인 척추라면 목 쪽의 척추는 앞쪽으로 굴곡이 있고, 등 쪽 척추는 뒤쪽으로 굴곡이 있으며, 허리 쪽은 다시 앞쪽으로 굴곡이 있다.

굴곡 없이 척추가 차곡차곡 쌓여 있었다면 어떻게 되었을까? 중력에 의해 가장 아래쪽 척추가 가장 무거운 무게를 견뎌야 했을 것이다. 그렇게 되면 척추뼈 사이에서 완충재 역할을 하는 디스크(추간판)는 점점 납작해지고 결국에는 터질 것이다. 이게 척추관 협착증이고, 추간판 탈출증이다. "나 디스크 있어" 할 때의 그 디스크 질환 중 대표적 예이다(디스크는 모든 사람에게 있다. 어쩌다가 디스크가 병명이 되었는지 모르겠다. 디스크 관련 질환이 있다면 정확한 병명을 알아본다).

척추는 굴곡을 지니고, 이 굴곡이 중력을 나눠 가지게 해준다. 정상 굴곡을 가졌다면 그렇다. 거북목, 편평등, 척추 전방전위증 등은 모두 척추의 원래 커브가 무너진 상태를 나타내는 질환이다. 평평하고 납작한 척추는 중력을 고르게 나누어 지지하지 못하고 더 많은 중력을 이고 있는 분절을 만든다. 이 무게를 디스크 같은 조직이 버티고 버티다가 한계에 다다르면 살려달라는 말을 통증으로 전하게 된다.

척추가 가진 커브를 지켜내야 한다. 그리고 원래 기능대로 움직이도록 해야 한다. 좋은 커브는 모두에게 존재한다. 다만 앉아 있는 시간이 길어 앉은 자세를 잘하기 위해 커브를 납작하게 만드는 새로운 적응을 하고 있을 뿐이다.

좌식 생활에 익숙해지도록 몸을 방치하지 않아야 한다. 열심히 일하고 다시 좋은 자세를 찾아가자. 좋은 자세는 말랑말랑한 목과 등, 허리에서 시작된다. 다음은 부드러운 척추를 만드는 트렁크 로테이션 동작이다.

흉곽의 회전을 만드는 움직임은 척추 자체의 가동성

을 만드는 것뿐만 아니라 호흡할 때 사용하는 근육과 갈비뼈, 날개 뼈 주변에 붙은 근육을 이완하도록 도와준다. 척추를 돌려서 부담을 만든다기보다는 가슴을 열어 깊은 호흡을 하도록 움직인다고 생각하고 해보자.

코어 안정성이 떨어지는 사람이 돌리는 동작에만 집중한다면 빈약한 코어가 몸통의 안정성을 만들 수 없기에 또 허리를 아프게 할 확률이 높다. 가능하면 과도한 허리 움직임을 막도록 바닥에 누워서 하는 것이 좋고 무릎을 굽히고 하는 것이 좋다. 또한, 오리 궁둥이가 되지 않도록 주의해서 한다.

시선은 돌아가는 손끝을 쫓아가면 된다. 가슴 근육을 늘이고 흉곽을 넓힌다고 생각하고 코로 숨을 들이쉬며 이완하면 충분하다. 바닥에 등이 닿지 않는다면 천천히 늘이면서 횟수를 진행하자. 첫 세트는 스무 개를 해보고, 점점 이완되며 움직임 범위가 늘어나는 것을 느껴보자. 첫 세트에 양쪽 등이 닿는다면 당신은 등 운동을 바로 진행해도 충분히 괜찮은 상태이다. 아직 갈 길이 멀다고 느껴진다면 쉬었다가 두세 번째 세트를 한다.

목표는 날개 뼈가 바닥에 닿는 것이지만, 더 정확하게

바쁜 사람은 단순하게 운동합니다

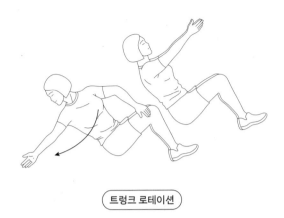

트렁크 로테이션

는 척추와 호흡에 관여하는 근육을 풀어주는 것이므로
무리하지 말고 할 수 있는 선에서 조금씩 성공을 쌓으
면 된다. 일하다 보면, 살다 보면 또 잘 안 될 것이다. 그
럼 다시 하면 된다. 3세트는 매일 해보자고 생각하면서.

존버의
근육학

엘리트 선수를 대상으로 하는 트레이닝을 '선수 트레이닝'이라고 한다. 이 분야의 트레이너는 선수가 최고의 기량을 내도록 하고, 부상을 예방하는 방법을 찾아 선수에게 적용한다. 엘리트 선수들은 최고의 기량을 내기 위해 무수히 많은 시간을 훈련한다. 그리고 선수들이 가진 장점은 훈련 시간이 오래 쌓여서 만들어진다.

오른발을 잘 쓰는 축구 선수는 오른발을 더 잘 쓸 수 있도록 디딤 발인 왼발에 변형이 오는 경우가 많다. 이 변형은 선수를 독보적으로 만들지만 통증을 유발하기

바쁜 사람은 단순하게 운동합니다

도 한다. 변형을 교정의 목적으로 치료하면 오른발을 잘 쓰는 장점이 사라진다. 그렇기에 교정 목적으로 접근하는 것은 올바른 접근이 아닐 수 있다.

그렇다면 선수는 어떻게 할 수 있을까? 왼발이 변형된 채로 살아야 할까? 변형이 문제를 만드는 것이 아니라면, 통증을 줄이고 이후의 부상을 예방하는 트레이닝을 한다. 그와 함께 장점은 놔두고 변형된 왼발을 기능적으로 보존하는 방향으로 진행한다. 축구 선수만큼 킥을 많이 하지는 않는다고 반문하고 싶다면, 축구 선수는 당신만큼 오랜 시간 앉아 있는지도 생각해 보자.

엘리트 선수들은 수십 년간 만들어온 퍼포먼스 패턴이 있고, 대체로 그 수행력을 내는 대가로 통증이 나타난다. 이 경우 전체 패턴을 바꾸려고 하면 선수 능력에 문제가 생길 확률이 높다. 따라서 패턴은 유지하고 통증만 조절하는 전략을 취한다.

당신의 업무에도 움직임 패턴이 있고, 움직임을 행하는 일이 통증을 만들 수 있다. 다만, 일반인이 운동선수와 다른 부분은 운동선수만큼 강한 코어를 가지지 않았다는 것이다. 일반인이 자주 사용하는 패턴 자체가 통증을 유발하는 경우가 많다. 따라서 일상적인 자세를 버티도록 몸통의 안정성을 확보하는 게 주요한 과제이다. 몸통의 안정성을 먼저 확보해야 패턴대로 움직였을 때 다치지 않을 수 있다. 더 효율적인 습관을 만들고 기능하기 위해서 선행해야 하는 것이 몸통의 안성성이다.

부드러운 척추를 만드는 것은 곧 안정적인 척추를 만드는 일이다. 척추가 자유로운 움직임을 얻기 위해서는 척추가 움직이는 동안 몸통의 안정적 조절이 필수이다. 코어가 중요한 이유가 여기 있다.

몸통의 안정성을 만들어주는 코어라는 근육 그룹은 당신이 굽히고 젖히며 회전하는 동안 몸통이 무너지며 움직이는 것이 아닌, 안정적으로 늘어나고 줄어들며 버티는 역할을 해주기 때문이다.

코어 근육이 파업한다면 달랑 하나 있는 척추가 당신 머리부터 상체의 중량을 온전히 받아내게 된다. 척추뼈의 추체와 추체 사이에 있는 디스크는 납작해질 대로 납작해지고 뼈와 뼈의 위치를 유지해 주는 인대는 더 이상 늘어날 수 없을 만큼 늘어난 채로 버텨내게 된다.

바쁜 사람은 단순하게 운동합니다

따라서 복부의 적절한 긴장을 만드는 일, 즉 기능적인 코어 근육을 가지는 일이 '존버'를 위한 핵심 전략이다.

이 책을 쓰려고 마음먹은 가장 큰 이유는 '코어가 없어서 코어 운동을 못 한다'는 SNS의 글을 본 것이다. 코어 근육도 스펙이 된 것 같다는 사람도 있었다. 개인이 짊어져야 할 일이 태산인 현대 사회에 몸까지 짐이 되는 것을 지켜보고 있을 수가 없었다. 단언컨대 코어 근육이 없는 사람은 없다. 다만 어떻게 쓰는지 모를 뿐이다. 코어 근육을 오랫동안 쓰지 않아서인데, 천천히 그리고 꾸준히 움직여 주면 모두 좋은 코어를 가질 수 있다.

코어가 없어서 코어 운동을 하지 못한다고 느끼는 것은 코어 운동이라고 알려진 운동을 할 때 통증이 발생하기 때문이다. 통증은 코어 근육이 없어서가 아니라 코어 근육이 어찌해야 할지 영문을 모르는 상태라서 발생한다. 코어 안정성이 확보된 후에 개입해야 하는 근육이 안정성이 생기기도 전에 큰 움직임을 만들며 몸통을 불안정하게 한다.

큰 중량을 다루는 운동은 이미 코어 안정성이 확보된

사람이 하는 것이다. 코어 안정성이 떨어지는 사람이 몸을 뒤로 크게 젖히거나 과도하게 굽히는 운동을 하면 코어는 빠진 코어 운동이 될 수밖에 없다.

복부에 적절한 긴장을 만드는 방법을 먼저 배우고, 의식하지 않아도 코어가 자동적으로 개입할 만큼의 반복을 연습해야 한다. 나만 지금 코어가 깊은 잠에 빠져 있고 따라서 근육을 깨워야 하는 사람은 아주 가벼운 중량에서 시작해 자신의 팔과 다리 무게를 가누는 것을 최대 중량으로 목표 삼고 움직이면 된다.

척추 분절을 이용한 브릿지 운동을 하면 코어 힘을 기를 수 있다. 골반을 앞뒤로 움직여서 허리 쪽 척추의 움직임을 만드는 동작이다.

누운 상태에서 양팔을 펴고 손바닥은 바닥을 누른다. 무릎은 구부리고 두 발은 골반 정도 너비로 벌린다. 척추의 분절이 잘되도록 천천히 꼬리뼈에서부터 척추뼈를 하나씩 뗀다고 생각하고 골반을 들어 올린다. 날개뼈가 바닥에 닿아 있고 허리가 바닥에서 다 떼어졌으면 다시 등에서부터 척추를 하나씩 내려놓으며 엉덩이가 무겁게 닿을 때까지 움직이면 된다. 배 쪽에서 골반을

바쁜 사람은 단순하게 운동합니다

잡아주는 근육과 등 쪽에서 골반을 잡아주는 근육이 쌍으로 늘어나고 줄어들며 움직임을 만든다. 최대한 천천히 척추를 하나하나 움직인다고 생각하고 움직여 보자.

발바닥을 보니
복이 많으시네요

손금으로 삶을 본다지만, 생을 살아가는 데 더 주요한 것은 발바닥이다. 인간은 발에 위치한 조직들의 정교함으로 서고, 걸으며, 달린다. 서서 하는 일을 할 때 외부 환경과 실제 접촉하는 부위는 발바닥뿐이다.

로봇공학의 발전으로 로봇도 인간처럼 움직이게 되었다. 하지만 로봇은 발의 아치도 없고 발가락도 없다. 이를 대신해 바퀴를 지닐 뿐이다. 당신은 현대 기술로 구현하지 못한 초고성능의 발바닥을 조건 없이 지니고 있는 것이다.

바쁜 사람은 단순하게 운동합니다

백 미터를 달리는 선수들은 뒤꿈치가 닿을까? 닿지 않는다. 앞꿈치만으로 빠른 속도를 낸다. 선수의 체중을 지지하며 가속과 감속을 끊임없이 만드는 것은 발 아치에 붙어 있는 족저근막과 인대이다.

달리기뿐만 아니라 걸을 때도 앞꿈치만 닿는 구간이 있다. 이때도 족저근막과 발의 인대는 체중을 버티고 앞으로 나아가도록 힘을 만들어준다. 족저근막은 아주 성긴 고무줄이라고 생각하면 된다.

트레이너의 직업병으로는 사람의 자세와 걸음걸이를 관찰하고 '저 사람은 어디가 아프겠다', '곧 어디가 아프겠네' 같은 생각을 하고 괴로워하는 것이 있다. 사람들이 걷는 모습을 보면 '정상 보행'의 범주에 드는 사람은 절반도 안 된다. 특히 직장인이 밀집된 구간에서는 '저 움직임을 걷기라고 할 수 있을까? 끌기가 아닐까?' 같은 보행을 하는 사람이 정말 많다.

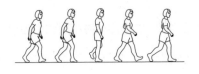

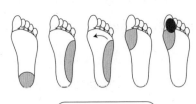

걸음 무게중심의 이동

우리의 바퀴는 발바닥이다. 속력을 내는 엔진의 출력
이 아무리 강해도 바퀴가 사각형이면 앞으로 나아갈 수
없다. 일단 바퀴가 잘 굴러야 한다. 발바닥이 잘 굴러가
려면 뒤꿈치부터 발가락까지 발이 굴러야 한다.

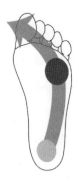

무게중심 이동 흐름과 발 아치의 안정성

바쁜 사람은 단순하게 운동합니다

오늘 걸을 때는 발을 굴리면서 걷는 것에 집중해 보자. 뒤꿈치를 자신 있게 딛고 무릎을 펴고 발이 굴러가도록 지면을 힘차게 눌러보자. 이런 보행을 추진 보행이라고 한다. 하지 말아야 하는 보행에는 비추진 보행이 있다.

비추진 보행은 땅을 밀며 발이 굴러가는 보행이 아니라, 무릎을 들었다 내렸다 반복하며 앞으로 나아가는 보행이다. 이처럼 엉덩이를 쓰지 않고 걸어가면 무릎과 허리에 탈이 생긴다. 앞으로 나아가는 추진 보행을 하고, 발바닥에서 체중이 이동하는 이미지를 머릿속에 그리면서 천천히 그리고 강하게 걸어보자.

발과 좋은 걸음을 위해서는 신발도 중요하다. 좋은 신발을 고르는 방법은 첫째, 신발이 뒤꿈치를 단단하게 받쳐줘야 한다. 운동화 뒤축에는 '힐캡'이라는 구조물이 있다. 이 구조물이 있어야 뒤꿈치를 딛는 순간에 발이 흔들리지 않고 안정적으로 지면과 만난다. 힐캡이 없으면 걸음은 비추진 보행에 가까워진다.

둘째, 발 아치를 지지해 줘야 한다. 운동화 안쪽에는

'아치 서포터'가 있다. 아치 서포터가 족저근막의 일을 덜어준다. 발의 아치도 마찬가지로 많이 사용하면 과사용에 의한 손상이 발생한다.

특히나 영업 등 외근이 잦다면 발 아치를 잘 받쳐주는 구조물이 있는 신발을 신도록 한다. 그리고 신발을 살 때는 매장에서 착용한 다음 충분히 걸어봐야 한다. 디자인보다는 힐캡과 아치 서포터가 있는지 따져보는 게 좋다. 골반과 척추가 못생겨지는 것을 막을 수 있다.

발 이야기가 나온 김에 보너스로 잘 서고 오래 서는 방법을 알려주고자 한다. 잘 서 있기 위해서는 일단 머리 위치를 지면에서 최대한 멀리 두어야 한다. 거인이 머리를 뽑는다고 생각하고 척추를 길게 늘인다. 이를 통해서 납작해졌던 척추가 공간을 회복하고 원래의 커브를 그리도록 한다. 그리고 발바닥의 체중을 느끼면서 체중을 양발에 50 대 50으로 나눈다. 발가락은 땅에 가볍게 대고 발가락보다 뒤꿈치가 약간 무겁게 느껴지도록 선다.

오래 서 있기 위해서는 뼈와 관절이 일을 하는 것이

바쁜 사람은 단순하게 운동합니다

아니고 근육이 일하게 해야 한다. 근육이 일을 하기 위해서는 움직임이 있어야 한다.

강의하는 일이 직업이라면 제자리에 서서 수업을 진행하기보다는 걸으며 수업한다. 판서를 해야 할 때는 양발을 번갈아 가면서 중심을 이동한다. 오른발을 무겁게 섰다가, 왼발을 무겁게 서고 체중을 이동해 근육이 일하도록 움직임을 만든다.

틈틈이 스쿼트 같은 동작을 하는 것도 도움이 된다. 스쿼트를 하는 것이 버겁다면 작은 단을 발 앞에 두고 번갈아 가면서 발을 딛는 것도 방법이 된다. 이는 모두 정지한 채로 버티는 것이 아니라 움직임을 만들어 근육이 일을 하게 하는 방법이다.

근육이
힘을 내는 방법

근육이 힘을 내는 것을 '수축'한다고 한다. 근육의 수축은 세 가지가 있다(등속성 수축 제외). 물을 마시는 것을 상상해 보자. 들고 있던 컵을 입으로 옮기면 팔꿈치가 구부려지고, 이 동작은 팔꿈치를 굽히는 근육이 짧아지며 만들어진다. 이것을 길이가 짧아지는 수축, 단축성 수축이라고 한다. 들고 있던 컵을 내려놓을 때도 근수축은 일어난다. 이때는 팔꿈치를 굽히는 근육의 길이가 길어지며 수축이 나타난다. 이를 신장성 수축이라고 한다.

바쁜 사람은 단순하게 운동합니다

또 하나의 수축이 있다. 우리는 컵을 들고 있는 상태를 유지할 수 있다. 이처럼 위치의 변화 없이 수축이 발생하는 것을 등척성 수축이라고 한다. 이해가 잘 가지 않는다면 벽을 있는 힘껏 미는 상상을 해보자. 5분만 해도 땀이 쏟아질 것이다. 이동이 나타나진 않지만 온 힘을 다할 수 있다.

발등을 몸 쪽으로 당겨보자. 이때 정강이 쪽에서는 단축성 수축이 나타난다. 발등이 평평해지게 발목을 몸에서 멀리 움직여 보자. 이때는 신장성 수축이 발생한다. 멈추고 버틴다면 등척성 수축 또한 일어난다.

한 근육에서 짧아지고, 길어지며, 버티는 수축이 모두 일어난다. 골격근은 이런 움직임을 만들어낼 수 있다. 갈비뼈 사이에 있는 근육(늑간근)을 비롯해서 골격근은 모두 세 가지 수축을 포함하며 움직인다.

좀 더 넓은 범위에서 수축은 쌍으로 나타난다. 골격근 육백여 개 중 215개는 짝을 이룬다. 지금 어딘가에 앉아 있다면 무릎을 펴보자. 허벅지 앞쪽의 근육이 짧아지고 뒤쪽의 근육이 늘어날 것이다. 별 느낌이 없다면 머리를 최대한 하늘과 가까이 놓고 살짝 오리 궁둥이를 만들어보자. 그리고 허벅지에 힘을 주어 무릎을 펴보자. 힘 쓰는 건 허벅지 앞쪽인데 뒤쪽까지 시원한 (혹은 불편한) 느낌이 든다.

주로 힘을 쓰는 근육과 그 근육 반대편에서 안전하게 버티는 근육이 쌍으로 움직이는 것을 느낄 것이다. 허벅지 뒤쪽에 더 많은 자극이 있다면 근육이 원래 길이보다 짧은 상태로 오랜 시간 있었기 때문이다. 그럼 어떻게 원래 길이로 만들 수 있을까? 하던 대로 무릎을 펴서 늘여주면 된다.

이때 앞쪽 허벅지 근육이 수축을 주도하므로 주동근이 되고, 뒤쪽 근육은 따라가며 버텨주므로 길항근이 된다. 주동근은 길이가 짧아지는 수축을 하고, 길항근은 길어지는 수축을 한다.

근육 길이를 늘이는 동작은 바로 스트레칭이다. '시티드 니 익스텐션'처럼 주동근의 수축으로 길항근을 이완하는 스트레칭을 동적 스트레칭이라고 부른다. 능동적으로 힘을 쓰는 게 아니라 다리 찢기처럼 한 자세로 버티는 것은 정적 스트레칭이라고 한다.

바쁜 사람은 단순하게 운동합니다

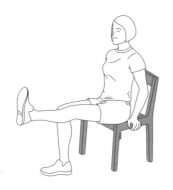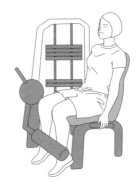

시티드 니 익스텐션 1

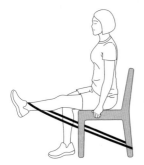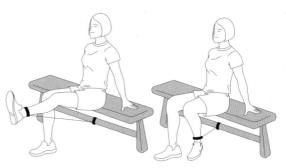

시티드 니 익스텐션 2

동적 스트레칭과 운동을 구분할 수 있을까? '시티드니 익스텐션'과 '레그 익스텐션 머신 운동'은 다른 동작일까? 목표가 되는 근육이 다를 뿐, 움직임은 정확히 같다. 따라서 운동은 스트레칭을 반드시 포함하며, 가장 좋은 스트레칭은 단축성 수축과 신장성 수축을 반복하는 운동이다.

승모근도
번아웃이 옵니다

왜 올라간 어깨는 알아서 제자리로 돌아오지 않을까? 진화의 역사 속에서 움직임을 위해 태어난 몸을 어떻게 아프게 할 수 있을까? 근육의 위치를 정하는 것은 얼마나 그 자세를 유지했는가 하는 '시간'이다.

당신이 어깨를 으쓱한 상태로 6시간 있었고 특별한 변화 없이 퇴근해서 잔다면, 몸은 가장 오랜 시간 유지된 근육의 위치인 으쓱 자세를 기억한다. 그리고 언제든 그 위치를 준비 상태로 둔다. 어차피 으쓱하고 살기 때문에 이 상태를 유지하는 것이 최소로 움직이고 최소로 에너지를 사용하는 방법이기 때문이다.

에너지 효율을 위해서 굳이 더 움직이지 않고 그 위치에 적응한다. 거북목에 둥근 어깨로 생활하는 사람은 잘 때도 머리와 팔의 위치가 같을 확률이 높다. 한 자세로 생활하기 때문에 효율적으로 그 자세를 하도록 몸이 언제나 준비하는 것이다.

이런 적응이 나타나면 승모근은 억울한 팀장이 된다. 팀 프로젝트를 하는데 팀장을 제외하고 모두 무임승차자라고 생각해 보자. 팀장의 고생길이 훤하다. 승모근은 일하지 않는 나머지 등 근육을 대신해 거의 모든 일을 하고 있다. 자는 시간을 포함해 종일 일하는데 안 피곤할 수가 있을까? 무거운 목과 어깨는 승모근의 탓이 아니다. 나머지 근육이 무임승차자이기 때문에 과로하고 있을 뿐이다. 이런 팀원이 있을 때 가장 먼저 해야하는 것은 정확한 업무 분담이다. 팀원이 할 일을 명확히 알려주고 그 일을 하도록 도와주면 된다.

그런데 왜 하필 팀장이 승모근일까? 다른 등 근육이 팀장을 하면 안 될까? 그러기에는 우리는 너무 오랜 시

　　　　　　바쁜 사람은 단순하게 운동합니다

간을 가슴 앞에 팔을 모으고 살아간다. 팔을 앞으로 뻗기 위해서는 날개 뼈가 몸의 중심에서 바깥쪽으로 이동한다. 이 동작 자체가 등의 입장에서는 스트레칭이다.

등 근육의 대부분은 못해도 하루에 5~6시간씩 스트레칭하는 것이다. 다리 찢기를 5~6시간 했다고 생각해보자. 제대로 걸어 다닐 수도 없을 것이다. 등은 늘어지고, 제대로 쓸 수도 없는 상태면서 당신이 일하도록 계속 버텨준다. 겨우 버티는 근육에게 원래 너는 이렇게 늘어지는 게 아니라고 알려줘야 한다.

그리고 한 자세를 6시간씩 유지하면 안 된다. 그렇게 오래 유지해야 하는 자세라면 그 자세는 바른 자세여야 한다. 그런데 당신은 바른 자세를 오래 유지할 힘이 없다. 못해도 내가 제일 오래 하는 자세가 1시간을 넘어가지 않도록 끊어야 한다. 끊어갈 때에는 바른 움직임을 다시 하면 된다. 그렇게 원래 길이로 균형을 맞춰가면 된다.

통증과 불편감이 있다면 잘못 외운 '움직임의 단어'를 잔뜩 지닌 상태이다. 천천히 제대로 된 단어를 다시 외우면 된다. 여러 번 반복해서 익히면 결국에 제대로 된 단어가 몸에 붙는다.

참고로, 이 또한 모든 통증의 원인과 결과가 아니다. 근육이 피로해지는 경우는 많은 일을 해서일 수도, 약하기 때문에 보호하려는 것일 수도 있다. 길이가 길어도, 짧아도 약할 수 있으며, 짧아서 더 약할 수도 있다. 이 책은 모든 문제의 해답이 아니라 몸이 가진 복잡성을 이해하는 시작점 정도로 두었으면 한다.

틀어지고 쏟아진 방향으로의 근육 사용을 막기 위해서는 '근육 재교육'이 필요하다. 편하게 쓰는 근육들 말고도 각자의 기능은 있지만 생활 방식 때문에 도태되었던 근육의 쓰임을 기억하도록 본래 기능을 알려주는 시간을 갖자.

근육이 없어진 것이 아니다. 잊힌 것에 가깝다. 다시 천천히 우리의 추억을, 과거의 영광을 나눈다면 돌아온다. 함께해 온 세월이 얼마이고, 뛰어논 시간이 있는데 추억할 것이 없겠는가. "저는 뛰어놀지 않았는데요"라고 말하고 싶은 사람이 분명 있을 것이다. 괜찮다. 갓난아기 때 머리를 가누고, 기고, 서는 과정에서 이미 회상할 추억이 생겼다. 그때의 움직임을 다시 알려주면 된다.

등을 리셋하는 가장 쉬운 운동을 해보자. 상부 승모근은 어깨를 으쓱하게 만들고 중부 승모근은 날개 뼈를 가운데로 모은다. 하부 승모근은 날개 뼈를 내려서 귀와 어깨가 멀어지게 한다.

필라테스 선생님이 말하는 '귀와 어깨를 멀리 두세요'는 승모근 균형을 맞춰 어깨 정렬을 제대로 하라는 뜻이다. 그러나 당신은 어깨 정렬이 무엇인지, 제대로 하고 있는지 헤매고 있을 확률이 높기에 근육을 깨우는 동작을 먼저 해보려고 한다.

날개 뼈를 시계 방향, 반시계 방향으로 움직이는 동작인데, 이 동그란 움직임에 상중하 승모근의 움직임이 모두 포함되어 있다. 또한 날개 뼈가 제자리에 있도록 안정성을 만드는 근육들도 함께 움직인다. 늘어져 피곤한 하부 승모근을 깨우며, 이 과정에서 지칠 대로 지친 상부 승모근의 스트레칭을 해준다.

집중해야 되는 부분은 날개 뼈를 모아서 잘 내리고, 모아서 잘 올리는 것이다. 특히 으쓱하고 날개 뼈를 모아서 내리는 동작을 할 때, 모은 상태가 유지되지 않고 스르륵 풀리는 사람이 많을 것이다. 안 움직인 지 오래되어서 기억이 희미한 상태이기 때문에 헤매는 것이다. 근육이 어디 도망가서 없어진 상태가 아니다.

하지만 영 제대로 된 움직임이 나오지 않는 것 같다면 팔을 90도로 접어서 팔꿈치를 옆구리에 붙여보자. 머리는 멀리 두고, 손바닥은 하늘을 향한다. 그리고 두 손이 멀어지도록 손을 바깥쪽으로 움직인다. 이때 팔꿈치가 움직이지 않도록 주의한다. 들이쉬는 숨에 손이 가까워지고 내쉬는 숨에 손이 멀어진다. 동작을 진행하면 날개 뼈가 척추 방향으로 자연스럽게 모이며, 팔을

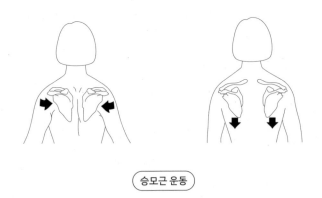

승모근 운동

바쁜 사람은 단순하게 운동합니다

돌릴 때 날개 뼈 위에서 안정성을 만들어주는 근육들도 함께 움직인다.

업무를 볼 때에는 보통 손을 엎어두고 오랜 시간을 보낸다. 이 동작은 엎어진 손을 뒤집고, 모아진 팔을 넓히는 정반대의 움직임을 만든다. 회사에서 들키지 않고 할 수 있는 동작이기도 하다. 잔상만 남은 기억을 붙잡고 있는 후면 근육에게 사진을 건네, 잊을 뻔했던 본래 기능을 기억하도록 천천히 움직임을 가르쳐주자.

준최선의
움직임

트레이너가 말없이 카운트만 하고 있다면 잘하고 있어서 피드백이 필요 없는 상태이다. 나의 경우도 그렇다. 뿌듯한 마음을 가득 안고 칭찬을 대기하고 있으면 어김없이 묻는다. "지금 잘하고 있는 게 맞나요?" 잘하는 게 대체 무엇이기에 잘하는 사람이 자꾸만 물어보는 것일까.

대학생 때 '이상심리학'에 관한 수업을 잠깐 들은 적이 있다(다행히 철회했다). 이상심리학이라니 이름부터 이상하지 않은가? 이상한 사람을 규정하는 심리학이라

바쁜 사람은 단순하게 운동합니다

니, "이상한 게 뭔데?" 하고 주먹을 꽉 쥐게 된다.

비정상을 비정상으로 부르는 것은 '정상'의 범주를 정하고 이외의 것을 비정상이라고 규정하는 데서 시작한다. 움직임에도 이런 기준이 있다.

'가동 범위'라는 단어를 보거나 들어본 적이 있는가? 인체 관절은 정량적으로 움직일 수 있고, 이 움직임의 범위를 '관절 가동 범위'라 부른다. 관절 가동 범위는 표로 정리되어 있다. 근골격계 질환을 판단하거나, 양쪽의 움직임을 비교하는 등 비정상을 찾기 위해 사용된다.

모든 관절에서 '정상 가동 범위'가 나온다면 드디어 운동을 잘하는 것일까? 정상 가동 범위가 나오지 않는다면 정상 가동 범위를 회복해야겠지만, 보통은 이 범위 안에서 질적으로 더 나은 동작을 하기 위해 운동한다. 정상보다 더 자유롭고 개별적인 움직임으로 나아가려고 운동하는 것이다.

정상 가동 범위의 기준은 손상을 예방하고 움직임을 개선하기 위한 최소한의 안전장치로 두어야 한다. 부디 정상과 비정상을 가르는 얄팍한 기준으로 자신을 평가

하지 않았으면 좋겠다. 인체는 기계로 재단해서 만든 것이 아니다. 각 개인은 다 조금씩 다른 모양을 가지고 있다. 개인의 유전자 배열이 다르고, 양쪽 다리의 길이가 다르고, 그에 따라 골반 위치도 완벽하게 수평이 아니다.

호흡할 때 가장 주요한 '횡격막'이라는 조직은 장기의 영향을 받아 태초부터 오른쪽이 더 두껍고 강하게 만들어졌다. 종일 하는 호흡에도 불균형이 내재해 있는 것이다. 근섬유의 비율도 사람마다 달라서 짧고 빠른 고강도 운동이 더 잘 맞는 사람이 있고, 긴 시간 지구력을 요하는 운동이 더 잘 맞는 사람이 있다.

비슷한 것 같지만 모두 다르다. 보편적으로 통용되는 범주가 있을 뿐이다. 보통에 맞춰서 몸을 재단하지 않아도 된다. 운동할 때의 바른 자세도 개인에 따라 다 다르다.

트레이너의 시범 동작도 트레이너의 몸에 맞는 것이지, 당신의 몸에는 적합하지 않을 수 있다. 보편의 바른 동작에 가까운 동작을 알려주는 것일 뿐이지, 그처럼 움직이지 못한다고 해서 잘못하는 것이 아니다. 당신이 가진 골격과 근육으로 자신만이 할 수 있는 자세가 있

바쁜 사람은 단순하게 운동합니다

다. 준최선이라 생각했던 자세가 당신에게 최선일 수 있다.

당신이 할 수 있는 범위를 움직이고 있다면 충분하다. 그 적응이 새로운 적응의 기반이 된다. 완벽한 움직임이 있다면 그것은 자신의 몸에 맞는 움직임이다. 할 수 있는 최선을 이끌어내면 된다. 체력이든, 유연성이든, 큰 힘을 내는 일이든, 지구력을 길러 버티는 일이든, 고도의 협응을 만들어내는 일이든 할 수 있는 만큼 하는 것이 가장 정확하게 움직이는 방법이다.

이미 최선을 다하고 있는데 어떤 최선을 더할 수 있을까. 이미 충분히 잘하고 있다. 남들과 조금 다르더라도 몸에 맞는 움직임은 도움이 된다. 그 도움을 발판으로 더 나은 움직임을 해나갈 수 있다. 몸은 계속해서 좋아질 것이다.

체력을 목적으로 할 때
맨몸 운동의 중요성

5층을 힘들이지 않고 올라가려면 어떻게 해야 할까? 6층을 올라가는 연습을 하면 된다. 힘들어도 6층을 올라가면, 6층보다 가볍게 5층을 오를 수 있다. 지금 5층을 올라가고 싶다고 했더니 6층을 올라가라는 게 말이냐고 할 수 있다. 다행히 6층을 한 번에 올라가지 않아도 된다. 1층만 올라가고 내려온 다음 쉰다. 그렇게 여섯 번을 반복하면 6층이 된다.

이번에는 쉬는 시간을 줄여나간다. 그럼 한 번에 6층을 올라가는 것과 아주 근접해진다. 그다음 다시 5층을 쉼없이 올라가 보자. 전혀 힘들지 않다고 할 수는 없겠지만 훨씬 수월하게 오르는 당신을 확인할 수 있다. 이처럼 모든 운동은 나누어서 할 수 있고, 이렇게 운동하더라도 한 번에 하는 효과와 거의 동일하다.

당장 5층을 올라가라고 하면 운동과 친해질까? 또 척지고 한동안 그쪽은 보지도 않다가 어디 한 군데가 아프면 그제야 아는 체할 것이다. 괴롭지 않아도 효과적이고 효율적으로 운동할 수 있다. 엄청 힘들거나 긴 시간 해야만 운동이 되는 것은 아니다. 땀을 쏟아내지 않아도, 근육통이 없어도 운동이다. '운동할 체력이 없어서' 운동을 못 하는 사람이라면 지금 해야 할 일은 휴식이거나 가벼운 운동으로 운동과 면을 트는 것이다.

다만 운동한 후에 가벼운 피로감이 있어야 한다. 5층을 편하게 오르는 것이 목표인데 매번 5층만 오르면 아주 더디게 스트레스 적응이 나타난다. 매일 체력이 떨어지는데 매일 같은 방식으로 살고 거기에 부족한 수면과 식이, 휴식까지 더해진다면 통제 불가능한 스트레스만 더 증가한다. 그러면 다시 부족한 수면과 불충분한 식이, 과로가 연쇄적으로 일어난다.

몸 가누는 것이 목표라면 다뤄야 하는 최대 중량은 당신의 체중이다. 맨몸 운동보다 정확하게 체중을 다루는 운동은 없다. 팔을 가누고 다리를 가누는 일이 시작이자 끝이다. 농구 선수에게 축구 트레이닝을 시키고 농구 실력이 늘리라고 생각하는 것은 참신하지만 비효율적이다. 가장 효율적인 트레이닝은 종목의 특성을 반영한 것이다.

당신의 출전 종목은 일상이다. 일상을 잘 살아가려면 일상에서 다루는 중량과 속도를 다루는 것이 가장 효과적이다. 5층을 잘 올라가기 위해 6층을 연습하는 것처럼 일상의 움직임에 약간의 피로를 더하며 나아가면 된다. 또한 몸만 있으면 할 수 있기 때문에 집에서든, 직장에서든, 출근길에서든 제약 없이 할 수 있다.

체중은 변하지 않지만 중력을 잘 쓰고 속도를 더하는 등 맨몸 운동도 다양한 강도로 할 수 있다. 조금만 고민하면 낮은 강도에서 높은 강도까지 모든 범위를 도구 없이 진행할 수 있다. 푸시업을 하기 어렵다면 무릎을 바닥에 대고 푸시업을 하고, 니 푸시업이 어렵다면 벽에 대고 푸시업을 하면 된다. 그런데 월 푸시업이 어렵다면? 이때는 도구가 필요해진다. 경량 덤벨이 도움 될 수 있다.

이런 도구와 기구가 가득한 곳이 헬스장이다. 고민 없이 시작하고 싶고 맨몸 운동이 과한 스트레스를 만든다면 시설이 갖춰진 곳에서 운동하는 것이 낫다. 헬스장에 있는 기구를 사용하면 되니까.

대부분 기구는 등받이가 있어서 애써 코어를 잡지 않아도 되고, 관절 한두 개만 사용하므로 맨몸 운동보다 신경 써야 할 부분이 줄어든다. 중량 조절 또한 쉽다. 체중보다 가볍게 시작해 점차 늘려가면 된다.

뚝딱뚝딱 움직여도 근육에 혈액이 돌고 에너지 대사가 나타난다. 즉, 운동이 된다. 어떤 운동을 무엇을 가지고 어디에서 하든지 간에 운동할 수 있다. 몸만으로도 운동이 되고 도구를 사용해도 된다. 무엇이 더 나을지 모르겠고 밖에 나갈 힘도 없다면 누워 쉬면서 체험 수업이 가능한 운동을 찾아보자. 고민하느라 의지를 다 쓰기 전에 운동화 끈을 묶자.

완벽한 선택지는 없더라도 최선은 찾을 수 있다. 잘

모르겠는데 힘은 있는 것 같다면 집 주변을 산책하면 된다. 운동은 가까운 곳에서 하는 게 좋다. 자신의 활동 반경 안에 있는 헬스장을 둘러보고 상담을 받아도 본다. 마음에 드는 곳을 찾으면 좋고, 못 찾더라도 산책은 했기에 벌써 운동한 셈이다. 가벼운 마음으로 운동해도 몸은 좋아지니, 활력 있는 삶을 사는 자신을 생각해 보았으면 한다.

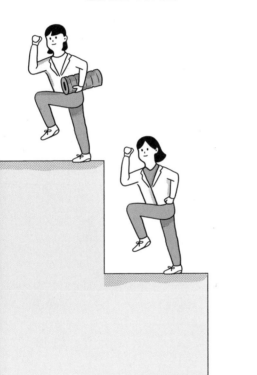

4장

선생님, 질문 있습니다

'운동할 수 있는 사람'에서 '운동하는 사람'이 되길 바라는 마음으로, 함께 운동하는 사람들이 자주 하는 질문을 담았다. 이전까지의 장들이 시작이 어려운 사람을 위한 내용이었다면, 이장은 운동을 시작한 사람이 덜 주저하며 앞으로 나가도록 도움을 주는 내용이 담겨 있다.

개인은 각자의 삶이 닮긴 몸으로 헬스장에 도착한다. 그러고는 다들 비슷한 질문을 한다. 당신의 운동 목표와 우선순위에 따라서 대답은 천차만별이 될 것이다. 다 다른 몸이지만, 그래도 알아두면 어느 시점에는 도움이 될 내용을 추렸다. 운동하며 궁금한 것이 생기는 과정이 운동과 친구가 되는 과정이라고 생각한다. 어색하게 면을 텄다면 질문을 하며 알아가 보자.

알아갈수록 괜찮은 친구임을 확인할 수 있을 것이다. 어색하면 어색한 대로, 부끄러우면 부끄러운 대로 더 많이 묻고 대답을 듣자. 언젠가는 헬스장이 문 닫으면 아쉽고, 운동하지 않으면 견딜 수가 없는 날이 올 것이다. 지금은 영영 오지 않을 일로 느껴져도 언제 그랬냐는 듯 움직이며 살아갈 것이다. 그날을 기대하며 궁금한 것들을 알아가자.

숨은
어떻게 쉬나요?

여태까지 트레이너로 살면서 받았던 질문 중에 가장 좋아하는 질문이다. 친구 집에 놀러 갔다가 친구에게 운동을 알려주고 있었는데, 놀러 온 집주인의 친구도 운동을 따라 하더니 난제를 만났다는 표정을 지으며 물었다. "숨은 어떻게 쉬는 거예요?" 정말 모르는 눈치였다. 나도 당황했다. 진심으로 숨 쉬는 방법을 잊어버린 사람 같았다.

이 질문에 대한 답을 하기 위해서 오랫동안 고민했다. 덕분에 나도 숨을 고르고 찬찬히 생각해 볼 수 있었다. 이전까지는 내가 사람들의 눈높이에 맞춰서 설명한다는 자부심이 있었다. 꽤 괜찮은 트레이너가 되었다고 믿었다. 이 질문을 받고는 내가 하는 가르침을 믿을 수가 없게 되었다. 정확히 숨을 언제, 어떻게 쉬어야 하는지 알려주지 않았던 순간들이 있었다. 함께 운동한 사람들은 제대로 숨을 쉬는 빙법을 알지 못한 채로 있었을 것이다. 다행히 이 질문 덕에 이제는 잊지 않고 설명한다.

숨을 어떻게 쉬는지 모르겠다면 호흡을 끝까지 뱉어본다. 코로 해도 되고 입으로 해도 된다. 끝까지 내쉬면 자동으로 숨이 들이마셔진다. 그리고 다시 입으로 내쉬고 코로 들이마시고를 반복하면 된다. 간단히 호흡하는 방법이다.

운동할 때의 호흡은 보통 힘을 쓸 때 내쉬라고 하는 경우가 많은데 이것도 이유가 있다. 코어가 없는 사람이 복부를 사용하는 제일 쉬운 방법은 숨을 강하게 내쉬는 것이다. 호흡을 끝까지 내쉬고 3초만 더 내쉬어보자. 배에 쥐가 나는 느낌이 날 것이다. 혀를 윗니에

살짝 대고 전기밥솥이 되었다고 생각하고 숨을 반만 뱉는다. '치' 소리가 난다면 잘하고 있는 것이다. 이때도 복부가 단단해지는 느낌이 날 것이다. 단단해지지 않더라도 적어도 확 느슨해지는 느낌은 아닐 것이다.

몸통의 불안정성을 낮추기 위해선 내쉬는 호흡을 한다. 힘을 써야 하는데 힘이 없다면 오만 데 붙은 근육이 다 도와주려고 한다. 복부 운동을 할 때는 복부만 움직이면 된다. 그런데 복부 근력이 충분하지 않아서 복부만으로 움직임이 나올 수 없다면, 몸은 다른 근육으로 유사한 움직임을 만드는 '척'한다. 지금 하는 운동이 코어 운동인데도 어깨에 힘이 들어가고 주먹을 꽉 쥐는 이유이다.

오만 근육으로 하는 복부 운동보다는 복부만 쓰도록 중량을 낮추고 단계를 낮춘 운동을 하는 것이 더 낫다. 그럼에도 낮추지 않겠다면 복부가 안정적으로 움직이도록, 덜 불안한 몸통을 유지하며 운동하도록 몸통의 안정성이 더 필요한 순간에 호흡을 내쉬는 것이다.

당신이 큰 중량을 다루는 운동을 즐겨 한다면 숨을

참아서 코어를 유지하는 방법도 배울 것이다. 그건 일단 숨을 잘 쉬면서 운동하는 방법을 배우고, 안정적인 코어를 유지하며 팔다리를 잘 움직이고 나서 생각하면 된다. 만약 운동을 가볍게 하는 사람이고 안정성이 필요한 순간이 불분명하다면, 호흡을 멈추지 않고 계속하는 것에만 집중한다.

들이쉬는 호흡과 내쉬는 호흡의 리듬을 신경 쓰기보다는 그저 멈추지 않고 들이쉬고 내쉬면 된다. "언제 들이쉬나요?" 언제든 들이쉬어도 되고 언제든 내쉬어도 된다. 다만 숨을 참지만 않으면 된다.

어떤 질문도 사소하지 않다. 그래서 더욱 당신이 트레이너에게 궁금한 점이 생겼다면 지체하지 말고 물어봤으면 좋겠다. "숨은 어떻게 쉬는 거예요?"가 그 질문이 되었든, "근데 이건 왜 하는 거예요?"가 질문이 되었든, 운동하다가 궁금한 점이 생긴 것 자체가 소중하다. 더 많이 궁금해하고 캐물었으면 좋겠다.

나에게 숨 쉬는 걸 모르겠다고, 어떻게 하는 거냐고 물어보는 사람이 없었다면 아직도 얕은 방식으로 호흡을 설명하고, 호흡을 공부해야 한다고 생각하지 못했을 것이다. 그러니 지도자가 있다면 뭐든 묻고 대답을 들었으면 좋겠다. 당신과 지도자의 성장에 확실한 도움이 된다.

폼롤러를 한다고
안 아파지나요?

21세기의 발명품, 좌식 생활의 구원. 그건 바로 폼롤러이다. 인간은 역시 언제나 해결 방법을 찾는다. 매일 힘들지만 매일 마사지를 받을 수는 없기에 스스로 마사지하는 방법을 찾아냈다. 이를 용어로 '자가근막이완'이라고 한다. 자가는 스스로 한다는 뜻이고, 이완은 풀어진다는 의미이다. 그럼 근막은 무엇일까?

승모근은 목 뒤에서 날개 뼈까지 붙어 있다. 그렇다면 몸은 목에서부터 어깨까지 곡선이 아닌 직선으로 생겨서 직각 어깨가 아니라 다이아몬드 어깨 같은 이름이

바쁜 사람은 단순하게 운동합니다

생겼어야 한다. 그런데 유려한 곡선을 유지하며 살고 있다. 이건 또 어떻게 가능할까?

근막은 근육을 싸고 있는 막으로 근육의 형태, 더 정확히는 몸 형태를 유지하는 역할을 한다. 단일 근육 위에 보호대처럼 붙어 있기도 하고, 전신에 점프 슈트처럼 붙어 있기도 하다. 육류를 손질해 봤다면 근육 위에 붙은 얇은 막을 본 적이 있을 것이다. 그것이 근막이다.

또한, 근막은 뇌에서 보낸 근수축의 신호를 근육에 전달하는 연결망의 역할을 한다. 걸을 때 수많은 근육이 함께 움직이는 것은 근막 단위로 근수축의 신호가 전달되기 때문이다. 전신에 퍼져 있는 근막이 의식하지 않아도 자동으로 가장 잘 움직이는 근육들을 골라서 움직여준다. 복잡한 동작을 의식 없이 할 수 있는 것은 뇌의 신호를 근막이 전신에 뿌려주기 때문이다.

좌식 생활의 연차가 쌓이면 근막도 탄성을 잃고 뻣뻣해진다. 심지어는 끊어져 실타래같이 엉켜버리는데, 이런 실타래가 생기면 전신으로 뻗어나가야 하는 신경전달이 제한된다. 그러면 근육이 함께 움직이지 못하고,

끊어진 패턴 안에서 쓸 수 있는 근육만 계속해서 사용되어 그 일부 근육이 부단히 피로해진다.

실타래가 엉킨 통증 유발점(트리거 포인트)은 교통사고와 같다. 교통사고로 차가 엉킨 구간을 피해서 다른 길로 차가 다니게 된다. 차의 순환을 개선하기 위해서는 먼저 교통사고를 처리해야 한다. 사고를 수습하는 과정이 근막이완이다. 가볍게 엉킨 접촉 사고는 빠르게 처리하고, 12중 추돌 사고가 있는 곳은 우선 한 차선이라도 확보할 수 있도록 사고를 수습하자.

근막이완을 하는 방법은 간단하다. 폼롤러든 테니스공이든 너무 딱딱하지 않은 동그란 물체로 근육을 비벼주면 된다. 비비다가 유착이 있는 부분, 즉 엉킨 것들을 찾으면 또 비벼서 풀어주고 그렇게 전체적으로 균일한 근육과 근막의 상태를 만들어주면 된다.

유착이 있는 부분은 모를 수 없다. 비빌 때 소리를 안지른다면 다행이다. 나는 처음에 근막이완을 배울 때 울면서 했다. 함께 배운 울룩불룩한 근육을 지닌 남자 트레이너도 하나가 되어 울었다. 한 곳이 집중적으로 아픈 부분이 있다면 잘 찾은 것이다. 처음 근막이완을 한다면 폼롤러가 닿는 곳은 다 아플 수도 있다.

국소 부위가 아니라 넓은 면적으로 통증이 온다면 일단 전체를 다 마사지한다고 생각하고 풀어준다. 그렇게 풀다 보면 가벼운 접촉 사고가 있는 곳이 먼저 풀리고 큰 사고가 난 통증 유발점이 나타난다. 그럼 그곳을 짧게 비벼서 풀어주면 된다. 다만 근막이완을 할 때에는 뼈나 인대 같은 조직은 누르지 않는다. 근육이 가장 두껍게 있는 곳에서 하는 것이 좋다. 근육이 많이 수축하는 부분이 더 효과적으로 근막을 풀 수 있는 구간이다.

근육이 가장 많은 곳만 풀어도 꽤 기분이 나아진다. 그리고 근막이완이 셀프 마사지라고는 하지만 신체 조직을 압박하는 것이니 같은 자세로 1분 이상 있는 것은 권하지 않는다. 혈관도 같이 압박하기에 순환계에 부담을 줄 수 있다.

그래서 폼롤러를 하다 보면 안 아파질까? 꾸준히만 하면 안 아파진다. 더 효과적으로 이를 하려면 근막이완 후에 운동하는 것이 좋다. 근막이완은 엉킨 실타래를 푸는 것이고, 다시 말해 길을 뚫어놓는 과정이다. 길만 뚫려 있고 차가 지나지 않는다면 다시 그 길은 잎이 무성한 나무가 자라고, 길이 있었는지도 모르는 상태로 돌아간다. 효과적인 근수축을 위한 고속도로를 개통했다면, 다른 근육과 협동해서 뇌가 보내는 근수축 신호가 신경전달 경로를 지나 근육에 잘 도착하도록 '재교육'이 필수이다.

이를 위해서는 운동을 하는 것이 최선이다. 가볍게 전신을 쓰는 운동이면 충분하다. 잘 걷기만 해도 된다. '폼롤러도 벅찬데 운동까지 하라니' 싶다면 폼롤러만이라도 꼭 했으면 한다. 현상 유지를 위해서 필요하다.

전쟁 같은 하루를 보내고 녹초가 되었다면 몸과 평화협정을 맺도록 한다. 싸워서 이기는 것보다 더 좋은 방법은 싸우지 않는 것이다. '종종 나쁜 자세를 할 건데, 그래도 풀어줄 테니까 통증까지는 가지 말자'로 합의하는 것이다.

바쁜 사람은 단순하게 운동합니다

너무 덜덜 떨리는데
이거 괜찮나요?

덜덜덜덜덜덜. 운동하면서 사시나무가 되어보지 않은 사람이 있을까. 원하지 않는 떨림이 전신을 울린다. 운동을 막 시작한 사람은 더 많이 흔들린다. 이 떨림은 왜 생길까?

근육이 충분히 강하다면 단일 근육으로 당신이 원하는 동작을 하는 것이 가능하다. '운동 신경이 좋다'고 할 때 운동 신경은 실제로 근육에 있고, 근섬유보다 더 작은 근원섬유를 얼마나 많이 동원하는지를 알 수 있는 단위이다.

운동 신경이 좋은 사람은 한 개의 신경이 열 개의 근원섬유를 한 번에 움직일 수 있다. 운동 신경이 발달하지 않은 사람은 한 개의 신경이 두세 개의 근원섬유를 조절한다.

또한 이 신경들은 불이 켜져 있거나 꺼져 있다. 불이 많이 켜져 있다면 많은 신경이 움직여 근원섬유를 더 많이 움직이도록 돕는다. 잘 쓰지 않아 불이 꺼져 있다면 그만큼 어두운 상태로 움직이고 살아간다. 떨리는 것은 불이 꺼진 신경에 불을 켜기 위해서이다.

운동을 막 시작한 사람에게는 몸의 떨림이 방해가 될 때가 많다. 대개 자신이 뭔가를 잘못하고 있어서 떨린다고 생각한다. 떨림이 너무 커져서 넘어지거나, 완전히 자세가 무너지거나 하는 게 아니라면 걱정하지 않아도 괜찮다. 사실 더 헤매고 더 떨어야 한다. 그 떨림을 버텨낸 기억이 당신을 더욱 강하게 만들어주기 때문이다.

당신이 떨고 버티는 동안 가늠할 수 없는 속도로 몸은 최선의 경로와 효율을 찾고 있다. 다만 이 과정이 둔탁한 떨림으로 느껴질 뿐이다. 우리는 조금 더 나아가

기 위해서 떤다. 더 넓고 편안한 안정성을 얻기 위해 불
안정성에 진입하는 것일 뿐.

운동하면
하루는 쉬어야 하나요?

일하면서 피곤할 때는 하루 쉬는가? 쉬지 않을 것이다. 자의든 타의든 쉬지 못하리라고 생각한다. 쉴 궁리를 하는 것은 언제든 환영이고, 잘된 일이다. 진심으로 다행이라고 생각한다. 다만 일하는 몸도 당신의 몸이니, 일할 때도 잘 쉬어가면서 했으면 하는 바람이다.

더 많이 쉬기 위해서 궁리하자. 최근에는 25분 일하고 5분 쉬고, 40분 일하고 20분 쉬는 등 일과 휴식의 리듬을 맞추는 사람이 많아졌다. 짧게 집중하고 짧게 쉬는 사람이 있고, 한 번에 긴 흐름으로 일하고 길게 쉬는

바쁜 사람은 단순하게 운동합니다

시간을 갖는 사람도 있다. 근육도 마찬가지이다. 개별 근육에 따라서 일하는 시간과 쉬는 시간이 다르고 일을 많이 하는 근육일수록 쉬는 시간이 많이 필요하다.

큰 힘을 내는 근육이 지쳤다면 못해도 하루는 쉬어주는 게 좋다. 고갈된 에너지가 완충되도록 시간을 주는 것이다. 전신운동을 하면 힘을 크게 내는 근육과 버텨주는 근육 모두 사용하게 되는데, 보통 이때 더 큰 힘을 내고 빨리 지치는 근육을 생각해서 하루는 쉬고 운동하라고 조언한다.

그런데 운동하고 다음 날 일어났는데 쌩쌩하다면 어떻게 해야 할까? 쉬어야 할까? 억지로 매일 운동을 할 필요는 없겠지만, 그렇다고 반드시 쉬어야 할 이유도 없다. 하고 싶다면 시간을 내서 하면 되고, 현재 우선순위가 더 높은 일이 있다면 그것을 처리하면 된다.

국제보건기구 등 인간의 건강에 가장 관심이 많은 기관이 공통적으로 권하는 운동량은 '주 3회 30분씩'이다. 하루 쉬고 하루 하면 되는 양이다. 강박을 가져서 운동을 포기할 바에야 잘 쉬어가면서 운동하는 것이 백

번 낫다. 그러나 낮은 강도의 운동을 하는 사람은 매일 하는 것이 습관을 만들기에 더 나을 수 있다. 못해도 주 3회, 이에 익숙해진다면 점차 운동 횟수를 늘려가도록 한다.

근육통이 아주 심하다면 어떻게 할까? 우선 3일이 지나도 근육통이 있다면 운동 세팅을 다시 고려해야 한다. 회복력이 떨어지는 사람이어도 4일 이상 아픈 것은 무리한 것이다. 회복할 수 있는 만큼 조지고, 성장을 위해 쉬어야 하는데 그 정도를 넘어선 것이다.

이 초과분은 순수하게 피로로 남아 당신을 고되게 하고, 운동을 주저하게 한다. 굳이 이 과정에 자신을 그대로 둘 필요가 없다. 운동의 종류든, 양이든, 시간이든 조절하면 된다.

지도자와 함께하는 운동이라면 지도자에게 건의하고, 할 수 있는 만큼만 시작해서 점점 도전적인 과제를 수행하는 것이 운동과 오래 보는 사이가 되는 가장 쉬운 방법이다.

서서히 적응해도 몸은 좋아진다. 급작스럽게 운동해

서 한 주를 통으로 쉬는 것보다, 부상을 입어서 몇 개월 쉬어야 하는 것보다 몸이 회복할 만큼 운동하는 것이 낫다는 뜻이다.

뭐부터
해야 하나요?

인간의 집중력은 한계가 있고 당신의 체력은 더 한계가 있다. 그래서 중요하고 우선순위가 높은 것을 앞에 두는 것이 좋다. '해야 하는 것을 먼저, 하면 좋은 것을 나중에'라고 기억하면 된다.

당신의 목표에 따라 해야 하는 것이 정해진다. 근육량의 증가가 더 필요한가, 체지방 감량이 더 필요한가? 대사증후군이나 혈당 문제가 있는가? 뭐가 되었든 당신에게 더 중요한 걸 앞쪽에 두고 충분히 신경 쓰면서 하는 것이 좋다. "근육량은 늘리고 체지방은 빼야 돼

바쁜 사람은 단순하게 운동합니다

요?"라고 물어본다면, "더 효과적으로 진행하려면 근육량부터 늘리는 게 좋습니다"라고 대답할 것이다.

많은 여성이 작고 소중한 정도의 근육량만 지니고 있다. 일상생활만으로 소진되는 양이다. 순서가 있는 운동을 하려면 에너지 탱크부터 키워야 한다. 에너지의 저장량은 근육량과 같은 말이다. 전신의 근육량을 늘리는 것이 우선이다.

사실 집중해서 운동할 수 있는 시간이 10분이라면 무산소 운동과 유산소 운동의 순서가 어떻든 상관없다. 두 운동을 엄밀하게 구분하기도 어렵다. 무산소 운동을 해도 숨이 차고 유산소 운동을 해도 근육통이 오기 때문에, 체력 수준이 낮다면 무슨 운동이든 하면 된다.

다만, 어떤 운동을 하든 시작 전에 웜업을 하는 것이 좋다. 그럼 웜업이 무엇이냐고 물어본다면 말 그대로 체온을 올려 몸을 덥히는 과정이라고 대답하고 싶다. 차가운 피자는 치즈가 늘어나지 않는다. 치즈가 뭉텅이로 끊어진다. 따뜻한 피자만이 치즈를 늘어뜨린다.

현대인은 보통 마른 통나무처럼 차갑고 단단한 상태

로 있다. 그 상태 그대로 운동하면 몸이 풀리지 않은 초반에 부상을 입을 확률이 높다. 몸이 잘 늘어나며 버텨내도록 체온을 올리고, 근육으로 가는 혈류가 늘 수 있게 웜업을 해준다. 웜업은 체온을 높이는 것이라면 무엇이든 가능하다.

웜업은 체온을 높여 근육이 잘 늘어나는 상태를 만들어 다치지 않게 움직이도록 돕는 과정이다. 충분히 체온이 오르지 않은 상태에서는 과도한 정적 스트레칭을 할 경우 근육이 찢어질 수 있으니 삼가는 편이 좋다. 스트레칭을 해야 한다면 근육의 능동적 수축을 포함하는 동적 스트레칭이 더 적당하다. 버티는 웜업이 아니라 움직이며 하는 웜업을 하자. 무릎을 높게 들어 걸어도 되고, 계단을 올라도 되고, 러닝 머신이나 사이클에서 약간 땀이 나는 정도로 유산소 운동을 해도 된다.

나는 세션을 진행할 때 회원이 좋아하는 운동을 꼭 넣으려는 편이다. 세션에 시간 맞춰 도착한 것만으로도 잘했으니 그 정도 보상은 줘야 하지 않나 생각한다. 하지만 지도자가 없고 긴 시간 운동할 체력이 없는 사람

바쁜 사람은 단순하게 운동합니다

은 운동을 편식하는 것보다, 최소한의 시간에 최대 효율을 내는 것이 더 중요해진다.

따라서 웜업을 꼼꼼하게 진행하고(웜업은 미래에 쓸 시간을 아껴준다. 다치면 시간도 잃고, 소중하게 쌓아놓은 습관도 잃는다. 웜업을 잊지 말자), 나에게 가장 필요한 운동을 시작으로 에너지 탱크의 크기를 키워가자.

적당한 무게는
어떻게 알 수 있나요?

웰컴 투 웨이트 트레이닝! 체중보다 더 무거운 무게를 들기 위해서든, 체중보다 가벼운 무게를 들기 위해서든 당신이 중량을 다루는 사람이 되었다면 이제 어느 무게가 나에게 적당한지 고민이 될 것이다.

웜업을 충분히 했다고 가정하고 첫 세트는 열다섯에서 스무 개 정도로 한다. 열다섯 개를 하면 힘이 조금 남고 스무 개를 하면 '이 무게로 3세트를 한다고?' 하는 정도의 중량이 좋다. 1분 정도 쉬고 다시 하면 또 할 수 있다. 쉬는 시간은 회복을 연습하는 일이고, 다음 세

바쁜 사람은 단순하게 운동합니다

트를 더 잘하기 위한 준비이다. 잘 쉬어가면서 3세트는 채운다.

초보자는 1세트에서 배운 것을 돌이켜보는 데 거의 다 쓰고, 2세트부터 자세가 잡힌다. 그리고 3세트에서 원하는 자세로 운동하게 된다. 본운동은 한 세트 한 셈이다. 이 한 세트가 다음 운동을 할 때 더 잘 움직이도록 도와준다. 그렇기 때문에 최소한 3세트는 하고, 이후에 세트 수를 늘려서 본운동의 양을 먼저 늘려준다.

컨디션이 좋아도 세트 수를 먼저 늘린다. 중량은 늘어난 세트 수에 적응한 후에 올린다. 그리고 '이 무게로 3세트를 한다고?' 하는 개수를 찾아서 3세트에서 시작하면 된다.

당신은 운동만 하며 살지 않기에, 일과에 따라 천차만별 컨디션으로 운동을 시작한다. 어떤 날은 운동하겠다고 마음먹은 것도 너무 장할 정도로 고갈된 상태에서 할 수도, 어떤 날은 완전히 충전된 상태여서 원래 힘들었던 운동이 힘들지 않을 수도 있다(물론 아주 드물지만 일 년에 몇 번쯤은, 체력이 좋아진다면 한 달, 한 주에 몇 번쯤은 이런 날이 있을 수 있다).

매일 다른 시작점에서 시작하기에 고정된 중량과 개수와 세트 수를 지키기는 쉽지 않다. 그럴 때는 융통성 있게 오늘 컨디션에 맞춰서 운동하면 된다.

컨디션이 안 좋을 때는 쥐는 힘부터 차이가 난다. 무리하지 말고 한 단계나 두 단계 낮은 중량을 잡고 동작을 진행해 본다. 개수는 약간 피로한 정도까지 한다. 그럼 다시 '이 무게로 3세트 할 수 있을까?' 정도의 중량과 개수를 찾을 수 있다.

자신 있게 중량을 낮춰서 진행하자. 무게가 줄었으면 개수로 부족한 양을 채우면 된다. 첫 세트를 시작하는 마음이 어렵지 않도록 그립을 꽉 잡을 수 있는 무게를 들자.

양쪽 힘이 다르게 느껴지는 경우에는 어떻게 하는 게 좋을까? 보통 사람은 주로 쓰는 쪽이 있기 때문에 그 방향이 더 발달할 수밖에 없다. 그러나 단일 근육의 크기나 기능보다 더 중요한 것은 뇌에서 보낸 명령이 근육으로 잘 전달되고, 함께 움직여야 할 근육이 좋은 타이

밍을 가지고 적절하게 수축하는 것이다. 같은 양의 근육 비대가 목적이 아니다. 오른손잡이의 왼손 근육이 약하다고 해서 큰일이 나지 않는다.

왼쪽도 오른쪽처럼 운동을 진행하고 양쪽을 같이 움직여야 하는 경우에는 초점을 왼쪽에 두고 집중해서 운동하면 된다. 누워서 생각만 해도 근력이 느는데, 실제로 운동한다면 효율이 날 수밖에 없다. 이 불균형이 계속해서 마음에 남고 바르지 않게 운동을 하고 있다는 생각이 들어 운동을 주저하게 된다면 양쪽을 동시에 사용하는 운동보다 한쪽씩 나눠서 할 수 있는 운동이 도움이 될 수 있다.

이때는 잘되는 쪽을 먼저 하고 안되는 쪽을 나중에 해서 잘되는 쪽에서 느껴졌던 느낌을 찾도록 안되는 쪽의 개수를 늘려준다. 양쪽을 다른 개수로 진행하는 것은 자주 권하는 방법은 아니다. 그러나 운동할 때 불균형하게 하고 있다는 느낌이 들어 운동 자체를 포기하는 것보다는 스스로 만족할 방법을 찾아서 운동을 지속하는 편이 훨씬 낫다.

부족하다고 느껴지는 쪽이 있다면 집중해서 진행할

방법을 찾아서 운동해 보고, 그래도 어렵다면 개수를 늘려 진행해 보자.

자극이 느껴지지 않는다면 어떻게 하는 게 좋을까? 운동을 시작한 지 얼마 되지 않은 사람이라면 일상에서 자주 사용하는 움직임이 몸에 남아 있을 확률이 높다. 익숙하게 사용하는 근육들만 쓰기 때문에 성장이 나타나는 근육이 제한적이다. 전신에 있는 근육이 아니라, 부분적으로 쓰는 근육만 계속해서 사용하며 움직인다. 매번 쓰이는 상부 승모근, 목 주변의 근육이 어떤 운동을 하든 가장 자극적으로 움직이게 된다. 가장 잘 발달된 근육이기 때문이다.

1000만큼 발달한 근육의 1퍼센트를 쓰는 것과 10만큼 발달한 근육의 50퍼센트를 쓰는 것을 비교하면, 퍼센트가 아무리 높아도 1000이 이긴다. 따라서 초보자에게 좁은 범위의 자극 위주로 진행하는 보디빌딩식 고립 운동보다는 전신 근력을 강화할 수 있는 맨몸 운동을 더 권장한다.

이제 막 성장하고 있는 근육으로 자극을 좇으면 '나는 운동을 못하는 사람이구나' 지레짐작하고 운동과 멀

바쁜 사람은 단순하게 운동합니다

어질 확률이 높다. 운동을 못하는 게 아니라 당연히 자극이 불명확하게 느껴지는 단계이다. 안 쓰던 근육들을 써가면서 균형을 잡는 일에는 시간이 걸린다.

선명한 자극이 느껴지는 운동보다 어디가 힘든지 모르겠는데 전신이 힘든 운동이 이 단계에서는 더 도움이 된다. 자극보다는 전신의 근육량을 늘리자. 에너지 탱크를 키우는 것이 중요하다. 일단 10을 키워야 하는 사람이라면 10이 가장 잘 성장하도록 전신운동의 양을 늘려나가 보자. 자극이 없다고 운동을 못한다고 생각하지 말고, 좋은 자세에서 충분한 양의 운동이 쌓이도록 자신을 지켜봐 주자.

자극보다는 자세. 집중해서 바른 자세로 운동하고 이 운동량이 충분해질 때까지 반복해 보자. 가지고 있는 근육이 충분해지면 원하지 않아도 자극 위주의 운동으로 나아가게 된다.

보호대 하는 게
좋나요?

관절은 여분이 없으며, 소모된다. 그렇기에 중량을 늘려가는 사람에게는 예방 차원에서 보호대를 차는 것을 권한다. 평생 아껴서 관절을 써야 한다. 다만 건강한 몸으로 체중을 다루는 방법을 배우는 사람이라면 몸이 중량을 적응하도록 기회를 주어야 한다.

근육이 일을 해야 관절의 부담이 줄어든다. 그리고 관절을 아낄 수 있도록 근육 쓰임을 배우는 것이 운동이다. 그 때문에 자신의 체중으로 운동하는 사람은 운동 단계를 낮춰서 근육을 사용하며, 관절의 부담을 줄

바쁜 사람은 단순하게 운동합니다

이는 방법을 익히는 과정이 필요하다.

보호대에 의지해 체중을 다루는 일을 매일 하다 보면 보호대 없이는 불안하게 움직이는 상황이 생긴다. 보호대 없이 충분히 안정적으로 움직이도록 연습하자. 그리고 체중을 벗어난 동작을 할 때에는 보호대의 도움을 받아야 한다. 안전한 환경에서의 운동은 언제나 권장된다.

이미 통증이 있어 예방보다 통증 조절이 중요한 사람은 다른 이유로 보호대의 사용을 권한다. 더 아프지 않기 위해서이다. 통증 관리의 첫 번째는 통증이 커지지 않게 조절하는 것이다. 쉽게 말하면 쉬어야 한다. 그런데 출근도 해야 하고, 계속 움직이며 살아야 한다. 온전히 쉬는 것도 쉽지 않다. 이럴 때 보호대로 움직임을 제한하는 것이 필요하다. 통증이 발생하는 움직임의 범위를 지나지 않도록 보호대의 도움을 받는 것이다.

손상이 있다면 우선적으로 쉬어야 한다. 넘어져 무릎이 까진 사람이 계속 무릎을 접었다 폈다 하면 상처가 아물다가도 다시 열리고, 조금 아물면 또 열리고를 반복할 것이다. 보이지 않는 조직 손상도 마찬가지이다.

보호대는 상처가 열리지 않는 범위까지만 움직이도록 도와주기에, 너무 헐거운 보호대보다는 과하게 조이지 않지만 단단하게 받쳐주는 것이 좋다.

5장

일단 기본 하기

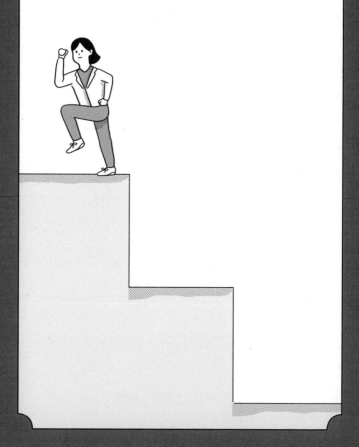

이제 운동의 기본을 한번 해보자. 호흡에서 시작해 자세를 만들고 그 자세가 스쿼트가 되는 과정을 겪어보자. 쌓아가며 운동하도록 순서를 배치했다. 안전하고 강한 코어를 만드는 가장 쉬운 방법은 호흡을 잘하는 것이다. 가슴 호흡은 갈비뼈와 횡격막을 움직이며 하는 호흡이고, 코어 호흡은 코어 근육을 움직이며 하는 호흡이다.

이 책에서 다루는 코어 호흡은 필라테스의 코어 호흡의 쉬운 버전이다. 움직임에 초점을 둔 코어 호흡만을 다루지만 이를 충분히 익히면 다양한 호흡법까지도 충분히 나아갈 수 있다. 우선은 움직임이 나오면 잘하는 것이다. 쓰지 못했던 호흡 근육을 깨운다고 생각하고 찬찬히 움직임을 쌓자.

가장 편한 상태에서 호흡을 먼저 익히고, 호흡이 충분히 몸에 익으면 일상의 움직임을 더해가자. 좋은 호흡에서 시작해 상체와 하체를 연결하고 골반의 안정성을 만드는 가장 강한 엉덩이 근육을 사용하는 방법을 배워보자. 기본이 되는 움직임을 충분히 익히는 과정은 더 많은 움직임을 안전하게 지나는 지름길을 만든다. 이 지름길은 당신이 더 나아가는 과정에 도움이 되고, 또한 당면한 현재의 어려움에서 벗어나는 데도 도움이 된다. 지치지 않고 넓은 세계를 향해 갈 수 있도록 오늘의 숨을 쉬자.

일단
숨쉬기

· **가슴 호흡**

진행)

최대한 편안한 상태에서 할 수 있게 의자에 기대거나
바닥에 누워서 진행한다.

갈비뼈가 잘 움직이는지 확인할 수 있게 허리 손을
하듯 갈비뼈에 손을 올린다. 이때 어깨가 불편한 사
람은 자신을 안듯이 양팔을 교차해서 손을 대면 된
다. 이 자세도 불편하다면 한 손은 가슴에, 한 손은 배

위에 올려두고 진행한다. 양쪽 갈비뼈를 만질 때에는
옆쪽 갈비뼈뿐만 아니라 뒤쪽 갈비뼈도 만질 수 있게
손을 놓는다.

호흡은 코로 들이쉬고, 입으로 내쉰다. 호흡하며 가
볍게 가슴이 들썩거리는 것은 정상적인 움직임이다.
다만 어깨에 힘이 들어가 목과 어깨가 불편한 느낌이
든다면 먼저 어깨를 돌려주고 다시 갈비뼈에 손을 대
자. 어떻게 해도 목과 어깨가 불편한 사람은 호흡을
절반만 한다고 생각하고 진행한다. 들이쉬고 내쉬는
호흡 모두 할 수 있는 정도의 절반으로 시작해서 조
금씩 긴 호흡을 만들어간다. 가슴우리가 전후좌우로
모두 확장되는지 확인하면서 호흡하자. 시작할 때의
느낌보다 조금 더 편안하게 움직일 때까지 호흡을 진
행한다.

언제)
스트레스받는 상황, 호흡이 가빠지고 가슴이 답답할
때, 퇴근길 이동 수단에서.

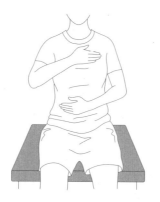

호흡하기 전 준비 자세

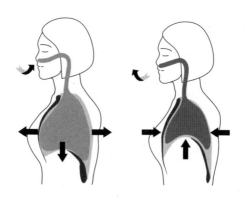

호흡하는 동안의 몸

어떻게)

10회 이상. 갈비뼈가 사방으로 더 잘 움직이는 느낌
이 날 때까지.

- **코어 호흡**

진행)

가슴 호흡을 충분히 진행하고, 가슴 호흡이 편안한
상태가 되면 코어 호흡을 한다.

편안한 상태로 가슴과 배에 손을 댄다. 코로 숨을 들
이쉬며 가슴을 크게 확장하고 배를 양옆으로 늘인다
고 생각하고 평평하게 만든다. 잘 모르겠다면 옆구리
에 양손을 대고 손의 거리가 멀어지는지를 확인하며
숨을 들이쉰다. 입으로 내쉬는 호흡에 갈비뼈가 줄어
들고 배도 천천히 버티며 줄어들도록 조절한다. 내쉬
는 호흡에 배꼽 주변이 배꼽에 가까워지는 느낌이 들
면 잘하고 있는 것이다. 갈비뼈와 복부가 같은 리듬
으로 움직일 때까지 반복해서 진행한다.

언제)

아침에 눈 뜨자마자 뒤척일 때, 어딘가 누워 있을 때,
일하다 운동하고 싶은 생각이 날 때 편히 앉아서.

어떻게)

10회 이상. 갈비뼈와 복부가 같이 움직이는 느낌이
날 때까지.

일단
바로 앉기

• **척추 커브를 지키며 앉기**

진행)

척추가 길어진다고 생각하고 정수리를 하늘과 가깝게 높인다. 머리를 하늘과 가깝게 두고 골반을 세워서 허리 쪽 척추가 살짝 앞쪽으로 기운 커브를 유지하도록 엉덩이뼈를 바닥에 댄다.

가슴을 크게 부풀리는 가슴 호흡을 해본다. 갈비뼈가 잘 움직인다면, 머리를 멀리 둔 채로 코어 호흡을 진

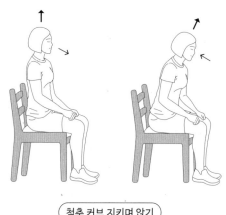

척추 커브 지키며 앉기

행한다. 허리나 등에 불편감이 있다면 들이쉬고 내쉬는 호흡을 50퍼센트에서 시작해서 60, 70퍼센트로 천천히 늘려간다. 호흡의 크기를 줄여도 목과 어깨, 또는 등이 불편하다면 '손 바깥으로 돌리기' 동작을 하거나 '어깨 돌리기' 동작을 먼저 진행하고 다시 호흡한다.

언제)

일하다 찌뿌둥할 때, 대중교통이나 차에 앉아서 갈 때.

어떻게)

10회 이상. 머리를 멀리 둔 상태를 유지하면서 갈비뼈와 복부가 같이 움직이는 느낌이 날 때까지.

- ### 힙힌지 패턴 익히기

진행)

힙힌지는 골반과 다리뼈를 연결하는 고관절(hip)이 기준이 되어 현관문에 달린 경첩(hinge)처럼 움직이는 동작을 말한다. 머리를 멀리 두고 사타구니를 접어 배가 허벅지에 닿게 한다. 이때 목-등-허리를 연결하는 척추가 본래 형태를 유지하게 계속 머리와 엉덩이를 멀리 둔다. 움직이는 내내 머리는 최대한 멀리 둔다. 코어 호흡을 하며 복부에 적절한 긴장감을 만든다. 들이쉬는 숨에 상체를 기울이고 내쉬는 숨에 갈비뼈와 복부의 움직임을 조절하며 상체를 세운다.

언제)

일하다 찌뿌둥할 때, 대중교통이나 차에 앉아서 갈 때, 운동 세트 사이 쉬는 시간에.

바쁜 사람은 단순하게 운동합니다

어떻게)

10회 이상. 머리를 멀리 둔 상태를 유지하면서 갈비
뼈와 복부가 같이 움직이는 느낌이 날 때까지.

일단
스쿼트 하기

· **엉덩이 쓰는 방법 익히기**

진행)

의자의 끝에 걸터앉는다. 발 간격은 골반보다 살짝 넓게 잡고 발끝은 11시와 1시 방향으로 둔다. 발등이 무릎 바로 아래쪽에 있을 수 있게 발을 둔다. 발가락 은 가볍게 바닥에 닿아 있다.

1) 힙힌지 패턴 익히기에서 한 것과 마찬가지로 머리 를 멀리 두고, 들이쉬는 호흡에 복부의 긴장을 유지

바쁜 사람은 단순하게 운동합니다

하며 상체를 기울인다. 발에 체중이 점점 무겁게 이동하는 느낌이 들 것이다. 상체를 충분히 기울이면 엉덩이가 들썩이고 발이 점점 무겁게 닿는다.

2) 이때 무릎을 앞으로 내밀거나 하지 않고 엉덩이가 떼어지면 뒤꿈치에 힘을 주어 뒤로 빠져 있는 엉덩이를 제자리로 가져오며 일어선다. 상체를 아무리 기울여도 엉덩이가 떼어지지 않는다면 발을 조금 더 뒤쪽으로 가까이 둔다. 발을 가까이 두면 허벅지 근육이 일어나는 데 도움을 준다. 허벅지만 일하지 않도록, 뒤꿈치로 바닥을 눌러 엉덩이도 함께 쓰며 일어나자. 사타구니를 앞으로 민다고 생각하고 일어난다.

3) 앉을 때는 의자를 찾아서 사타구니를 접으면서 앉는다. 머리를 멀리 두어 허리나 등이 굽어지지 않게 주의한다. 엉덩이를 뒤쪽으로 민다고 생각하고 앉으면 엉덩이를 쓰는 데 더 도움이 된다. 마찬가지로 머리는 멀리 두고 코로 숨을 들이쉬며 앉는다.

4) 입으로 내쉬는 호흡에 다시 바르게 앉은 상태로 돌아온다.

언제)

일하다 쉴 틈 생겼을 때, 퇴근했는데 체력이 좀 남았을 때.

어떻게)

10회 이상. 머리를 멀리 둔 상태를 유지하면서 갈비뼈와 복부가 같이 움직이고, 엉덩이를 쓰는 느낌이 날 때까지.

바쁜 사람은 단순하게 운동합니다

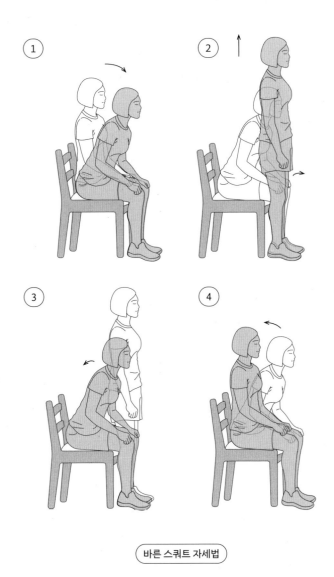

(바른 스쿼트 자세법)

안녕하세요, 트레이너 박정은입니다

저는 트레이너가 당신에게 운동을 가르쳐주고, 당신의 몸이 가진 가능성을 찾아, 함께 걸으며 성장을 기록해 주는 사람이라고 생각해요. 그래서 당신이 이 세상에서 더 많은 모험을 하게 되기를 바라는 마음으로 수업을 합니다. 매주 몇 시간씩 보는 분들과는 수업 시간에 자연스럽게 이런 이야기를 할 수 있어요.

그런데 모두가 일주일에 몇 번씩 시간을 내서 운동할 수 있는 것은 아니기에, 여력이 없는 사람이 움직이며 살기 위해서 어떤 방법이 있을지를 고민하며 책을 쓰게 되었습니다. 저의 친구들에게도, 부모님에게도 도움이 될 만한 내용을 담고 싶었어요.

운동을 하고 싶다는 생각은 다들 가지고 있고, 어렴풋이 해본 적도 있기에 사석에서 트레이너라고 직업을 밝히면 사람들이 평소에 궁금했던 것들을 많이 질문합니다.

질문에 대해 대답을 하다 보면 '다들 참 열심히 사는구나. 그런데도 운동까지 해보려고 고민하는구나' 하는 분들도 있고, '병원부터 가셔야 할 것 같은데' 싶은 분도 있습니다. 제가 설명할 수 있는 시간은 한계가 있는데 건강하지 않은 사람은 수두룩합니다. 정규 교육 과정에 몸에 대한 교육을 한다면 어떨까, 회사 차원에서 건강하게 일하며 사는 방법을 알려주면 얼마나 좋을까 같은 생각을 하지만 아직은 갈 길이 먼 것 같아요.

'소중한 사람에게 운동을 선물할 수 있다면 얼마나 좋을까?' 하는 마음으로 글을 썼습니다. 이 책에 있는 문장들은 대부분 수업 시간에 하는 이야기입니다. 당신의 몸에도 근육이 있고, 그 근육을 어떻게 잘 사용할 수 있는지, "충분합니다", "잘하고 있습니다", "같이 방법을 고민해 봐요" 같은 말들이요.

운동을 시작하기도 전에 지쳐버리는 게 얼마나 쉬운지, 시작을 해도 지속하는 것이 얼마나 버거운지 잘 알고 있습니다. 그 무게를 덜었으면 하는 마음에 쓴 글이기에 책을 읽은 사람들이 '운동 별거 아니네' 하며 가볍게 시작할 수 있기를 바라요.

저는 순전히 운이 좋아서 건강하게 지냈고, 다치면서 더 많은 성장을 했습니다. 배우려고 노력하는 과정을 계속할 수 있는 것도 운이 좋아서겠지요. 제가 가진 운으로 당신이 가는 길을 터줄 수 있다면 얼마든 나누고 싶습니다. 그래서 당신이 움직일 수 있다면 언제든 지원을 아끼지 않을 것입니다.

이 책에 언급된 것처럼 개인의 몸은 각기 다른 개성이 있습니다. 보편적으로 통용되는 부분을 다루다 보니 책이 납작해진(?) 부분이 있지만 그래도 가능한 실제로 자주 받는 질문에 대한 대답을 담으려고 했어요. 책에서 언급한 움직임은 바닥을 다지는 내용이고 못해도 미끄러지지는 않도록 하는 동작들입니다. 다만 미끄러지며 나아가는 스케이팅이 더 맞는 분도 있겠지요. 몸에 잘 맞는 운동이 있다면 그 운동을 하시면 됩니다. 무엇이든 더 움직이며 나아갈 수 있다면 도움이 될 거예요.

당신이 몸과 좋은 관계를 맺고 하루 중 움직이는 시간이 늘었다면 이 책은 해야 할 일을 충분히 다 한 것 같아요. 할 수 있는 움직임에서 시작해 조금씩 나아가다 보면 체력 때문에, 통증 때문에 하고 싶은 일을 포기하는 상황은 없으리라고 생각해요. 그 과정에 작은 기여를 할 수 있었다면 작가로서, 트레이너로서 충분한 마음입니다.

책을 쓰고 있다는 말에 바로 알고 있는 편집자에게 전화를 걸어줬던 얼굴만 알고 지낸 여자분, 한 달 안에 원고를 가져오라던 헤이조이스 플래너들, "사인해 줄 거지?" 하던 친구들, 언제나 저에게 더 좋은 선생님이 되어주시는 회원님들, 매일 궁금해하며 응원을 아끼지 않았던 가까운 사람까지. 모두의 마음으로 여기까지 올

올 수 있었습니다. 고마워요. 응원받고 앞으로 나아간
만큼 응원을 아끼지 않는 사람으로 남겠습니다.

오늘도 충분하고, 내일은 더 좋아질 거예요.
평안하고 건강한 날을 지나기를 바랍니다.

참고 자료

- Bahari, S. M., Damirchi, A., Rahmaninia, F., Salehian, M. H. 2011. "The effects of mental practice on strength gain and electromyographic changes in elbow flexor muscles." *Annals of Biological Research,* Vol. 2, No. 6, pp. 198~207.

- Carter, J. G., Potter, A. W., Brooks, K. A. 2014. "Overtraining syndrome: causes, consequences, and methods for prevention." *J. Sport Hum. Perform,* Vol 2, No. 2, pp. 1~4.

- Tobar, D. A. 2012. "Trait anxiety and mood state responses to overtraining in men and women college swimmers." *International Journal of Sport and Exercise Psychology,* Vol. 10, No. 2, pp. 135~148.

바쁜 사람은
단순하게 운동합니다

초판 1쇄 발행 2021년 3월 5일
초판 5쇄 발행 2021년 9월 20일

지은이 박정은
펴낸이 권미경
기획편집 김효단
마케팅 심지훈, 강소연, 김재영
디자인 this-cover.com
본문 일러스트 고수영
펴낸곳 (주)웨일북
출판등록 2015년 10월 12일 제2015-000316호
주소 서울시 서초구 강남대로95길 9-10, 웨일빌딩 201호
전화 02-322-7187 **팩스** 02-337-8187
메일 sea@whalebook.co.kr **인스타그램** instagram.com/whalebooks

소중한 원고를 보내주세요.
좋은 저자에게서 좋은 책이 나온다는 믿음으로, 항상 진심을 다해 구하겠습니다.